Prof. Hademar Bankhofer
Meine besten Wohlfühl-Rezepte

Prof. Hademar
Bankhofer

Meine besten
Wohlfühl-Rezepte

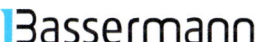

Impressum

ISBN 978-3-8094-3808-3

1. Auflage
© 2017 by Bassermann Verlag, einem Unternehmen
der Verlagsgruppe Random House GmbH, Neumarkter Straße 28, 81673 München

Umschlaggestaltung: Atelier Versen, Bad Aibling
Fotos: Lizzy Bankhofer: 8, 40, 78, 108, 136, 166, 189; Fotolia: 157 (S.H. exklusiv);
Istockphoto: 25 (Lisovskaya), 169 (Kelly Cline); Shutterstock: 45 (Dream 79), 99 (Robsonphoto), 127 (bitt24)
Projektleitung: Martha Sprenger
Redaktion: Nina Andres, München
Korrektorat: Dr. Ulrike Kretschmer, München
Herstellung: Reinhard Soll

Verlagsgruppe Random House FSC® N001967

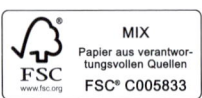

Satz & Layout: Der Buch*macher*, Arthur Lenner, München
Reproduktion: Mohn Media Mohndruck GmbH, Gütersloh
Druck und Bindung: Těšínská Tiskárna a. s., Česky Těšín

Printed in the Czech Republic

Inhalt

Die hier folgenden Tipps, Vorschläge und Anregungen können dabei helfen, Alltagsprobleme zu behandeln und kleinere Beschwerden auf ganz natürliche Weise zu beheben oder zu lindern. Und Sie erfahren, wie man mit einfachen Mitteln gegen Ängste, Ärger, Stress oder depressive Stimmungen vorgehen kann.

Es ist erstaunlich, mit wie wenigen Mitteln viele gesundheitliche Probleme entweder ganz beseitigt oder zumindest gelindert werden können. Probieren Sie die hier folgenden Vorschläge doch einfach mal aus, wenn ein Notfall eintritt oder Beschwerden Sie plagen, denn Nebenwirkungen sind in keinem Fall zu befürchten.

Natürliche Mittel wie Mandelöl, Kräutertees, Honig, Wasser, Früchte und vieles mehr sind geeignet, Unruhe, Müdigkeit, Nervosität – sogar Halsschmerzen, trockene Haut oder Husten zu bessern. Einen Versuch sind die Anregungen sicher wert.

Selbst Diabetes, schlechte Laune, Lampenfieber und noch viel mehr können durch die heilkräftigen Naturarzneien wie Massagen, Spaziergänge, Licht, Wärme oder Kälte gelindert werden.

Stärkere Schmerzen, verursacht durch Rheuma oder Arthrose, können durch Naturheilmittel, aber auch durch eine andere innere Einstellung dazu, gemindert werden. Pflanzen sorgen für bessere Stimmung, Fußmassagen für guten Schlaf.

Vermutlich hat noch niemand daran gedacht, dass Gähnen oder Tränen nicht nur lästig, sondern geradezu hilfreich sein können. Sie erfahren, weshalb Oliven- oder Mandelöl der Haut guttut , Vanille die gute Laune fördert, Sonnenlicht so wichtig ist und Yoga die Selbstheilungskräfte fördert.

Vorwort

Wohlfühlen: Es sollte das wichtigste Wort in unserem Leben sein!

Ein wunderschöner Sommertag in Bayern. Ich saß mit einer Journalistin in einem Restaurant am Ufer des Ammersees. Sie stellte Fragen zu meinem beruflichen und privaten Leben, wollte etwas über meine Erfolge wissen und auch vieles über so manche heikle Phasen als Buchautor und TV-Präsentator. Es war ein sehr offenes und ehrliches Gespräch. Dann setzte die junge Dame zu einem wesentlichen Schlussdialog an. Sie richtete an mich die Frage: »Was ist in Ihrem Leben das wichtigste Wort?« Sie wartete meine Antwort nicht ab, sondern sagte spontan: »Wie kann ich an Sie so eine Frage stellen. Das wichtigste Wort in Ihrem Leben ist sicher Gesundheit.«

Sie erwartete von mir offensichtlich ein zustimmendes Kopfnicken oder ein deutliches »Selbstverständlich!« Doch von mir kam nicht die erwartete Antwort. Ich schüttelte vielmehr den Kopf und sagte: »Nein. Das wichtigste Wort in meinem Leben ist nicht Gesundheit, sondern Wohlfühlen.«

Als ich das erstaunte Gesicht der Journalistin sah, wurde mir klar, dass diese Aussage erklärungsbedürftig ist. Und eine solche Erklärung bin ich auch Ihnen schuldig, liebe Leserinnen und Leser.

Zugegeben: Gesundheit ist das höchste Gut des Menschen. Doch wer ist schon vollkommen gesund? Kerngesund, wie man im Volksmund so sagt. Das sind wenige. Der Großteil unserer Mitmenschen hat irgendeine Beschwerde, z. B. oft Kopfschmerzen, einen empfindlichen Magen, eine Infektion, laboriert an einem Schnupfen herum oder leidet unter einer chronischen Krankheit. All diese Betroffenen können von Gesundheit nur träumen. Doch sie haben die Möglichkeit, sich – zumindest vorübergehend – wohlzufühlen. Diese Chance haben all jene, die mit ihrem Leiden ärztlich gut betreut und mit den richtigen Arzneien versorgt werden.

Und wegen der genannten Umstände ist Wohlfühlen das wichtigere Wort als Gesundheit. Und das ist der Grund für die Idee zu diesem Buch. Ein Buch, das jede Menge Rezepte und Anregungen fürs Wohlfühlen präsentiert. Wählen Sie aus der Fülle von Tipps jene aus, die genau zu Ihnen passen, die Ihnen die Möglichkeit bieten, Ihre Lebensqualität deutlich zu verbessern.

Sie werden dabei auf Vorschläge stoßen, die so einfach sind, dass Sie diese schnell umsetzen können. Für andere wieder werden Sie Ihr Leben etwas umstellen müssen, und wieder andere werden Ihnen vertraut sein, weil sie von Ihnen längst umgesetzt werden und Ihnen

im Leben zu vielen Wohlfühlerlebnissen verhelfen.

In den alphabetisch geordneten Kapiteln finden Sie zahlreiche Anregungen, die für mehr Wohlgefühl sorgen werden. Probieren Sie aus, was Ihnen zusagt und realisieren Sie Ideen, von denen Sie denken, dass sie Ihnen gut tun werden und mehr zu Ihrem Wohlgefühl beitragen können.

Ich hoffe, dass Sie viel Erfolg beim Umsetzen meiner Empfehlungen haben werden und dass Sie sich danach oder damit so wohlfühlen, wie ich es Ihnen wünsche.

Herzlichst

Ihr
Prof. Hademar Bankhofer

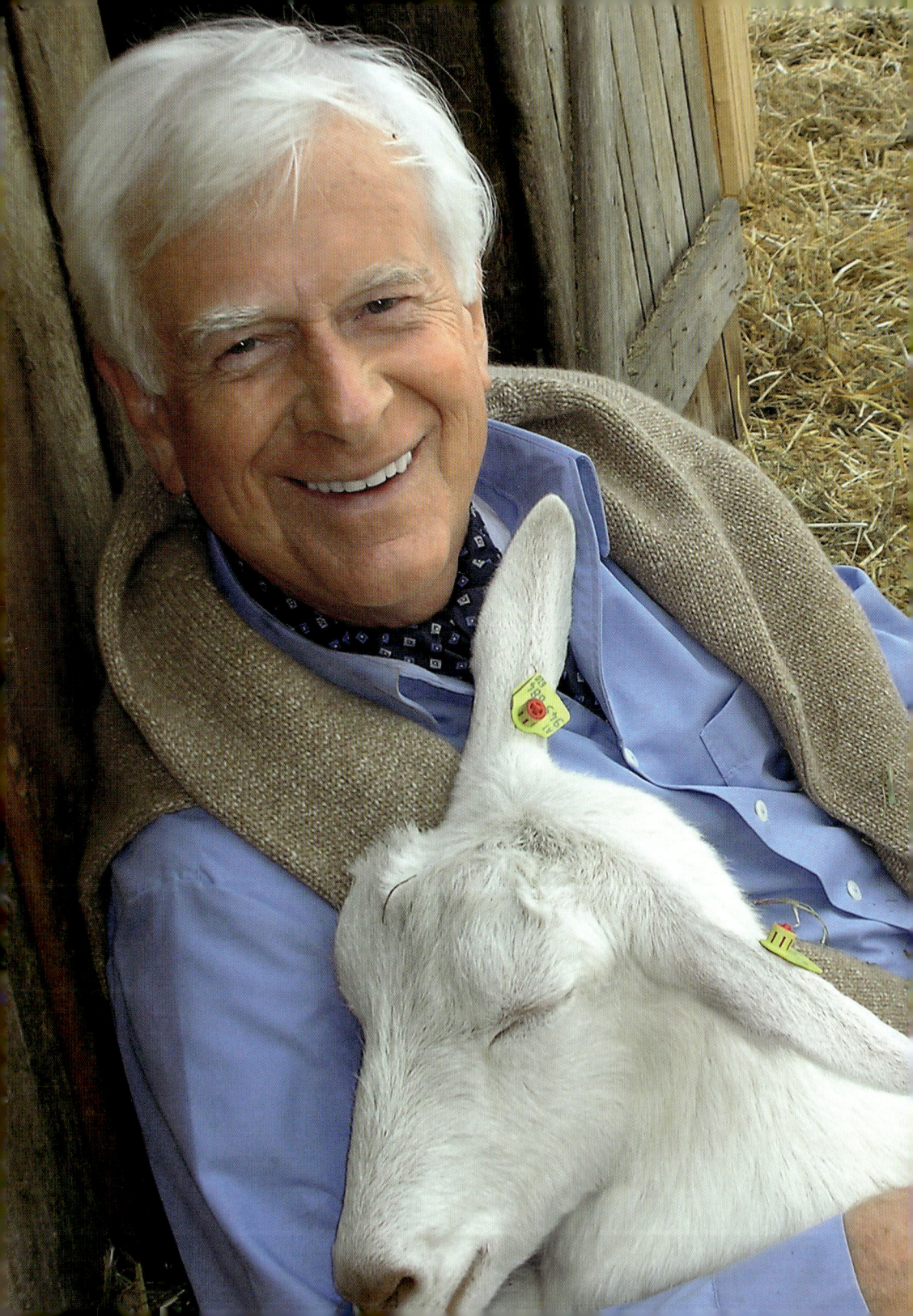

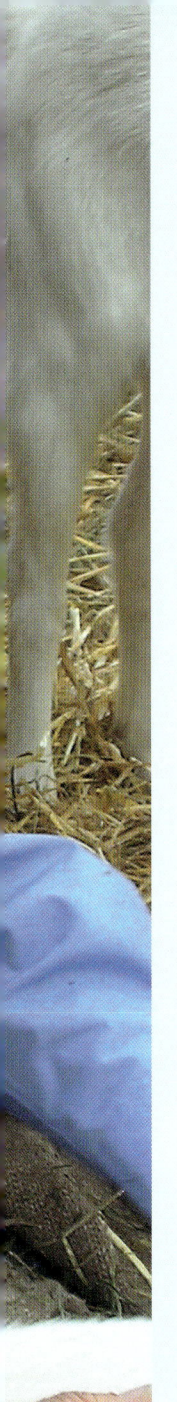

Wohlfühlrezepte von
Abnehmen bis Durstlöscher

Die hier folgenden Tipps, Vorschläge und Anregungen können dabei helfen, Alltagsprobleme zu behandeln und kleinere Beschwerden auf ganz natürliche Weise zu beheben oder zu lindern. Und selbstverständlich sage ich auch, wie man mit einfachen Mitteln gegen Ängste, Ärger, Stress oder depressive Stimmungen vorgehen kann.

Abnehmen: Dafür gibt es viele gute Gründe. Lesen Sie, warum man weniger wiegen sollte und wie man es schafft, Kilos loszuwerden.

Genießen Sie Pasta, die macht nicht unbedingt dick

Gehören Sie zu jenen, die im Sommer gern nach Italien fahren und sich jetzt schon darauf freuen? Sie machen das bereits seit Jahren und haben früher gleich bei der Ankunft einen großen Teller Spaghetti verzehrt – und in den Tagen darauf immer wieder. Wieso aber nur früher und jetzt auf einmal nicht mehr? Viele Erwachsene verzichten neuerdings wegen der Kalorien auf Pastagerichte.

Genau dazu gibt es jetzt eine sehr gute Nachricht. Italienische Nahrungswissenschaftler haben zwei große Studien mit 23 000 Probanden ausgewertet. Das Ergebnis zeigte, dass die ausgiebigen Pastaesser schlanker waren. Damit Pasta beim Abnehmen hilft, muss man sich aber grundsätzlich an die Vorgaben der Mittelmeerküche halten. Das heißt: Verzicht auf fette Saucen, aber viel Fisch, viel Gemüse, Olivenöl, wenig Hülsenfrüchte. Wer sich danach richtet, kann auch daheim wieder Pasta essen.

So bleiben die Knie lange fit

Die Knie sind tagtäglich enormen Belastungen ausgesetzt. Sie sorgen dafür, dass wir gehen, laufen, stehen und hüpfen können. Wir haben daher viele Wünsche an unsere Knie – doch die haben auch Wünsche an uns, die beachtet werden sollten. Sie wollen bewegt werden. Sie lieben Spaziergänge, Radfahren, Schwimmen. Auch ein Hometrainer kann die Knie bewegen. Eine hohe Sitzfläche schont die Knie. Bei niedrigen Stühlen sollte man die Beine ausstrecken. Vermeiden Sie Hockstellungen. Wenn Sie knien müssen, legen Sie ein Kissen unter. Stützen Sie sich beim Aufstehen ab. Die Knie wünschen sich flache Schuhe mit abfedernden Sohlen. Lagern Sie die Beine häufig hoch und lassen Sie die Knie oft baumeln, das mögen sie. Schwere Lasten müssen in kleine Portionen aufgeteilt werden. Meiden Sie Kniebeugen. Und bauen Sie Übergewicht ab, denn jedes Kilo zu viel fördert den Verschleiß des Kniegelenks.

Vermeiden Sie Alkohol

Wer abnehmen möchte, konzentriert sich meist ausschließlich aufs Essen und zählt brav die Kalorien. Das ist ein großer Fehler, denn man muss sich vor Augen halten, dass der Alkohol bei diesem Thema eine recht negative Rolle spielt, er hat nämlich einen erheblichen Nährwert. Kaum jemand weiß, dass es sich bei Wein, Bier, Cocktails und alkoholischen Longdrinks um wahre Energiebomben handelt. Bei so manchem Abnehmprogramm wird das Glas Wein zum Essen oder das Bier während des Fernsehens nicht berücksichtigt. Alkohol hat pro Gramm fast so viele Kalorien wie Fett. Manche Ernährungsexperten behaupten sogar, dass der Alkohol fürs Zunehmen weitaus gefährlicher sein kann als Fett.

Ein Viertel Wein sowie ein halber Liter Bier belasten eine Mahlzeit mit jeweils 200 Kalorien. Das ist aber noch nicht alles. Alkohol hat noch eine weitere negative Wirkung für alle, die abnehmen wollen: Er regt den Appetit ganz mächtig an. Daher: Beim Abspecken Hände weg vom Alkohol.

Die berühmten 1000 Schritte vor dem Essen helfen …

Es gibt einen uralten Spruch, der lautet: Nach dem Essen sollst du nicht ruhen, sondern 1000 Schritte tun. Vermutlich kennen Sie diesen Satz noch von den Großeltern. Mancher wird sich schon gefragt haben: Ist da etwas Wahres dran? Warum sind die 1000 Schritte nach einer Mahlzeit so wichtig? Ganz einfach, weil ein Spaziergang nach dem Essen die Verdauung fördert und Völlegefühl oder Blähungen rasch verschwinden lässt. Jüngste Studien von englischen Wissenschaftlern haben allerdings ergeben: Es ist weitaus gesünder, wenn man die berühmten 1000 Schritte bereits vor der Mahlzeit absolviert. Rund 90 Minuten vor dem Essen verhindert ein flottes Dahinschreiten – am besten mit schwingenden Armen – für etwa 24 Stunden ein Ansteigen des Cholesterinspiegels. Außerdem trainiert man auf diese Weise schon vor der Mahlzeit Kalorien weg. Und man baut den Stress der Vormittagsarbeit ab, setzt sich entspannt zum Essen und fühlt sich wohl.

Auch Bergluft kann beim Abspecken helfen

Abnehmen. Das ist vor allem im Sommer immer ein großes Thema. Jeder von uns will in leichter Kleidung gute Figur zeigen. Es ist allerdings erschreckend, was für obskure, gefährliche Schlankheitspillen manche von uns kaufen und schlucken. Dabei gibt es eine faszinierende und ungefährliche Methode, wie man auf natürliche Weise schlank bleiben und schlank werden kann. Das ist eine Erkenntnis der Alpenmedizin an der Universität München. Ein Aufenthalt in den Bergen lässt die Fettpolster dahinschmelzen. Und auch die Blutzucker- und die Blutdruckwerte verbessern sich. Ohne zusätzliche Bewegung. Und danach kann man das Gewicht mehrere Wochen lang halten. Da fragt man sich natürlich: Warum nimmt man in der Höhenluft so wunderbar ab? Ganz einfach: In den Bergen wird man schneller satt und isst daher weniger. Außerdem führt der geringere Sauerstoffanteil der Atemluft ebenfalls zu einer Gewichtsreduktion. Da kann man nur sagen: Auf in die Berge!

Und nun ein paar Tricks gegen den Hunger

Wenn wir im Laufe einiger Monate etwas zugenommen haben, geht es meist nur um zwei, drei oder vier Kilo. Für viele von uns heißt jetzt die Devise: Der Urlaubsspeck muss weg! Glauben Sie mir, ich spreche aus eigener Erfahrung, denn um den loszuwerden braucht man keine Diät. Es genügen ein paar einfache Tricks.

- Beginnen Sie jede Mahlzeit mit einer halben Zucker- oder Honigmelone als Vorspeise. Einfach auslöffeln. Die Melone liefert reichlich Flüssigkeit, zahllose Vitalstoffe, und man kann danach nicht mehr so viel essen.
- Mischen Sie einige Zeit jeden Tag eine Handvoll Kresse in den Salat oder streuen Sie sie auf Brot mit ganz wenig Butter. Kresse liefert Chrom, und dieses Spurenelement steuert das Sattsein.
- Streichen Sie weder Butter noch Margarine aufs Brot. Legen Sie Käse oder Schinkenwurst direkt darauf, die enthalten schon genug Fett.
- Meiden Sie Zucker und zuckerreiche Speisen komplett.
- Trinken Sie vor der Mahlzeit zwei Tassen Tee aus den Blättern des Matebau-

mes. Der Tee bremst den Appetit, verhindert Hungerattacken.

- Nützen Sie die chinesische Akupressur über den Mundpunkt LG 26. Er sitzt in der Mitte zwischen Oberlippe und Nase. Bei Hungergefühl mit dem Zeigefinger der rechten Hand in kreisenden Bewegungen leicht drücken, und zwar 30 bis 60 Sekunden.
- Gehen Sie jeden Tag eine Stunde rasch zu Fuß. Meiden Sie Lift und Rolltreppe und benutzen Sie immer die Treppe. Das erhöht den Grundumsatz und trainiert dazu noch die Beinmuskeln.

Aktivitäten machen jünger und sorgen für Wohlbefinden.

Gehen Sie mit Schwung an alles heran, was der Tag bringt

Dies gilt nicht nur für den Start in ein neues Jahr: Bei allem, was Sie planen und tun, gehen Sie mit Schwung an die Sache heran. Egal, ob es sich um die berufliche Tätigkeit handelt oder ob es in Ihrer Freizeit geschieht. Beweisen Sie Vitalität und Fitness. Wenn Sie am Arbeitsplatz stundenlang fleißig waren, dann strecken Sie nach Feierabend nicht

alle viere von sich, sondern überwinden Sie den sogenannten inneren Schweinehund und beweisen Sie sich selbst, dass Sie noch die Power haben, sich zu bewegen, sich auf eine Nordic-Walking-Strecke zu begeben oder Gymnastik zu machen. Sie werden danach ehrlich müde, aber überaus zufrieden sein. Unser Motto muss lauten: Nur nicht träge sein. Britische Forscher haben nämlich nachgewiesen, dass träge Menschen schneller altern und auch öfter krank sind als diejenigen, die rund um die Uhr aktiv sind. Damit kann jeder von uns seinen Körper und Geist um bis zu zehn Jahre verjüngen. Und ein weiteres Ergebnis der Bewegung? Mehr Lebensqualität, mehr Lebensfreude, mehr Optimismus.

Mitmacher suchen und in der Gruppe agieren

Viele Menschen gehen ängstlich durchs Leben, sind mutlos, haben zu wenig Selbstwertgefühl, laborieren ständig an irgendwelchen Alltagsbeschwerden. Das kann man mit einem einfachen Rezept ändern. Was immer Sie planen, tun Sie es nicht allein. Wählen Sie Aktivitäten, bei denen Sie mit anderen beisammen sind. Schließen Sie sich einer Gruppe an. Zum Beispiel beim Laufen, beim Wandern, beim Kochen, beim Malen oder bei Konzert- und Theaterbesuchen. Ideal ist auch eine Kartenspielrunde. Man fühlt sich zugehörig und das hebt das Selbstwertgefühl. So eine Gemeinschaft hat bestimmte Wertvorstellungen, die man miteinander teilt. Zahllose Studien haben bewiesen, dass Einsamkeit alt und krank macht. Eine Interessensgemeinschaft erhält uns jung, vital, gesund und schützt vor Vereinsamung.

Alkohol wird verträglicher durch ein hart gekochtes Ei …

Speziell zum Jahreswechsel, aber auch bei vielen anderen Gelegenheiten prostet man sich in Gesellschaft mit einem Glas Wein, Sekt oder Champagner zu und wünscht einander Erfolg, Glück und Gesundheit. Und dabei trinkt so mancher mehr Alkohol als sonst. Man sollte da sehr auf die Menge achten. Denn zu viel Alkohol schadet der Leber und dem Hirn. Und viele vertragen den Alkohol nicht, vor allem dann, wenn sie keine gute Basis, das heißt: wenn sie nichts oder nur wenig gegessen haben.

Eine wunderbare Grundlage für jeglichen Alkoholgenuss ist das Festtagsei. Bevor die Silvesterparty oder sonst eine Festlichkeit beginnt, schälen Sie daheim in der Küche ein hartgekochtes Ei, teilen es der Länge nach, nehmen vorsichtig die Eigelbhälften heraus und legen diese zur Seite. Dann geben Sie in die Eiweißmulde ganz wenig Senf, ein paar Tropfen Apfelessig und ein paar Tropfen Olivenöl und setzen die harten Eigelbhälften wieder an ihren Platz. Dann essen, dabei gut und langsam kauen. So vertragen Sie den Alkohol besser, und er wird schneller abgebaut.

Das Alter zeigt sich auch durch die Körperhaltung.

Vielleicht haben Sie das schon einmal beobachtet: Es kommt Ihnen ein alter Bekannter entgegen, mit hängenden Schultern und gesenktem Kopf. Und Sie stellen fest, dass der viel älter aussieht als er eigentlich ist. Wir sollten uns immer vor Augen halten, dass auch unsere Körperhaltung unser Alter verrät. Es ist deshalb sinnvoll, die Wirbelsäule jeden Tag mit einfachen Übungen zu trainieren, damit wir dank guter Haltung jung und attraktiv aussehen. Gehen Sie mehrmals am Tag nach dem Motto »Brust raus – Bauch rein« in einem Raum hin und her. Heben Sie dabei Ihren Kopf so an, dass der Hals schön gerade ist. Und wenn Sie dann noch ein Buch auf den Kopf legen und so balancieren, dass es nicht runterfällt, dann haben Sie die richtige Körperhaltung. Der Rücken darf nicht zu krumm, aber auch nicht zu gerade sein. Die natürliche Rückenwölbung ist für die Wirbelsäule ideal. Wenn Sie diese Übungen regelmäßig machen, werden Sie auch mehr Selbstsicherheit verspüren, immer gerade gehen und jünger wirken.

Altwerden kann durch Muskeltraining gebremst werden.

Sie kennen sicher den Spruch: »Du bist so alt wie deine Gefäße!« Der österreichische Wissenschaftler und Frauenarzt Prof. Dr. Dr. Johannes Huber hat nachgewiesen, dass ungefähr ab dem 40. Lebensjahr das Altwerden beginnt. Doch dieser Prozess spielt sich nicht in den Gefäßen, sondern in den Muskeln ab. Die Muskulatur ist das Organ, das sich als erstes durch den Alterungsprozess verändert. Bei Frauen früher als bei Männern.

Das Verhängnisvolle dabei: Es ist ein schleichender Prozess. Vielen Menschen fällt es zunächst gar nicht auf, dass ihre Bewegungsfreiheit langsam zurückgeht. Starke Muskeln ohne große Fetteinlagerungen sind nicht nur wichtig für Energie und Kraft, sondern auch für Herz und Kreislauf, für ein aktives Gehirn und eine gesunde Bauchspeicheldrüse. Wer lange jung bleiben will, muss daher Muskelmasse erhalten. Und das geht nur mit täglicher Bewegung, um Fett ab- und Muskelmasse aufzubauen.

Selbst gegen Ängste der verschiedensten Art gibt es Möglichkeiten, sie zu verringern oder zu beseitigen.

Alltagsängste: Kardamomkapseln kauen kann helfen

Sie kennen sicher Situationen, die immer wieder passieren. Im Wohnzimmer ist eine Glühbirne kaputt gegangen. Also steigt man auf eine Leiter, tauscht die Lampe aus und hat dabei Angst, runterzufallen. Der Nachbar über Ihnen hat einen gewaltigen Wasserrohrbruch. Sie sind in Unruhe, dass das Wasser auch

Ihre Wohnung ruinieren könnte. In den Ferien quält Sie der Gedanke, ob Sie die Wohnungstür auch wirklich versperrt haben. Im Leben vieler Menschen regiert die Angst. Ununterbrochen. Dazu kommen noch Ängste, die typisch für die Zeit sind: Angst um den Beruf, Angst um das ersparte Geld und so fort. Wie kann man aus diesem Teufelskreis wieder herauskommen? Es gibt eine ganz einfache Hilfe aus der Natur, und zwar ein Gewürz. Kardamom. Ängstliche Menschen sollten an Tagen, an denen sie die Ängste besonders plagen, morgens und nachmittags jeweils zwei Kardamomkapseln intensiv kauen. Sie wirken ausgesprochen beruhigend.

Angst vor der Spritze? Einfach weghusten

Gehören Sie auch zu jenen bedauernswerten Menschen, die panische Angst vor Injektionen haben? Sie fürchten sich aber nicht nur vor dem kurzen Stich, den Sie ertragen müssen; selbst bei Fernsehfilmen müssen Sie wegzappen, wenn der Arzt oder eine Krankenschwester jemandem eine Spritze verpasst. Am meisten jedoch leiden die Betroffenen, wenn sie selbst eine Injektion bekommen. Dabei kann man dieses Problem mit einem einfachen Trick lösen. Setzen Sie sich locker hin und husten Sie vor dem Einstich nur einmal kurz und kräftig. Das muss ein künstlich gesetzter Husten sein. Wie gesagt, einmal genügt, und Sie werden staunen: Der gefürchtete Schmerz bleibt aus, die Angst ist weg. Man weiß auch, warum der Hustentrick funktioniert. Durch den Druck, der dabei entsteht, wird die Schmerzübertragung zum Gehirn für Sekunden verhindert. Deshalb wird der Einstich nicht mehr so intensiv wahrgenommen. Einfach mal ausprobieren bei der nächsten Gelegenheit.

Angst vorm Zahnarzt mit Tanzmusik beseitigen

Viele Menschen haben Angst vor dem Zahnarztbesuch. Und das nicht nur, wenn sie eine neue Zahnfüllung brauchen, wenn ein Zahn gezogen oder eine Wurzel behandelt werden muss. Viele zittern auch, wenn die routinemäßige Zahnhygiene fällig ist. Was denken Sie, wie die meisten ihr Problem lösen? Sie gehen einfach nicht hin, was der Zahngesundheit nicht zuträglich ist. Manche nehmen Beruhigungstabletten. Das alles ist nicht notwendig. Es gibt ein viel einfacheres Geheimnis, um das Wartezimmer und dann das Arztzimmer mutig zu betreten. Tanzen Sie. Ja, tanzen zu rhythmischer Musik. Drehen Sie sich dabei und wiegen Sie Ihren Körper hin und her. An der deutschen Sportklinik Lüdenscheid-Hellersen hat man festgestellt: Wer leidenschaftlich gern Tanzmusik hört und dazu auch tanzt, der kann damit Ängste vor einem Zahnarztbesuch abbauen. Ganz besonders wirksam ist das, wenn man Tanzmusik bis ins Wartezimmer des Zahndoktors per MP3-Player im Ohr hat …

Ängste und Nervosität mit Hopfenblütentee behandeln

Wir leben in einer sehr unruhigen, hektischen Zeit. Stress und negative Nachrichten aus aller Welt gehören zum Tagesablauf. Kein Wunder, dass immer mehr Menschen unter Nervosität, Unruhe, Angstzuständen und Schlafstörungen leiden. Es ist nicht ungefährlich, wenn man in so einer Situation – ohne mit dem Arzt zu sprechen – irgendwelche

Medikamente nimmt. Es ist viel sinnvoller, der Wirkung von Pflanzenkräften zu vertrauen. Und da bewährt sich immer wieder der Hopfen, den viele nur durch das Bier kennen. Diese Heilpflanze kann viel mehr, und das haben die Mönche des Mittelalters noch nicht gewusst. Die medizinische Bedeutung des Hopfens haben Wissenschaftler erst spät entdeckt. Hopfenblütetee wirkt nervenberuhigend, fördert das Einschlafen und nimmt Ängste. Ein Teelöffel zerkleinerte Hopfenblüten wird mit einer Tasse kochendem Wasser übergossen. Zehn Minuten ziehen lassen, durchseihen und dreimal täglich eine Tasse lauwarm trinken. Das beruhigt und nimmt Ängste.

Vor Alzheimer kann Mittelmeerkost schützen.

Die mediterrane Küche, auch Mittelmeerkost genannt, die viele von uns im Urlaub so schätzen und lieben, wird seit Jahrzehnten wissenschaftlich untersucht. Es ist erwiesen, dass man mit den Naturprodukten der Mittelmeerküche Herz und Kreislauf stärken und eine frühzeitige Arteriosklerose verlangsamen kann. Das sorgt für den guten Ruf von Obst und Gemüse, Fisch, Olivenöl, Ziegenkäse, Rotwein und Zitrusfrüchten. Und nun kommt von der Universität New York eine sensationelle Meldung. Eine mehrjährige Studie mit 2258 Probanden hat ergeben, dass man mit der Mittelmeerkost auch das Risiko für die gefürchtete Erkrankung Alzheimer senken kann. Die Zutaten der Mittelmeerkost können den für Alzheimer typischen Abbau geistiger Funktionen verlangsamen. Die Wirkung geht zum Teil auch auf den positiven Einfluss von Vitamin C und E, von zahllosen Flavonoiden und von Omega-3-Fettsäuren aus Fisch und mäßigem Alkoholgenuss zurück. Man schätzt, dass mit der Mittelmeerkost das Risiko für Alzheimer um bis zu 40 Prozent gesenkt werden kann.

Anti-Aging-Maske für das Winterantlitz

Wissen Sie, was man unter einem Winterantlitz versteht? Wenn an kalten, unwirtlichen Tagen die Gesichtshaut müde, trocken und blass aussieht. Vor allem leiden Frauen darunter, weil sie selbstkritisch im Spiegel erkennen, dass das nicht sehr attraktiv aussieht. Da hilft

eine Eiweißgesichtsmaske: Schlagen Sie das Eiweiß von zwei Bio-Eiern zu Schnee und geben Sie ein paar Tropfen frisch gepressten Zitronensaft dazu. Dann reinigen Sie das Gesicht und tragen die Mischung auf. Die Maske sollte etwa zehn bis 12 Minuten einwirken. Danach wird sie mit warmem Wasser, vermischt mit ein paar Tropfen Zitronensaft, abgewaschen. Wenn man die Maske eine Woche lang jeden Abend anwendet, ist die Gesichtshaut optimal durchblutet, sieht frisch und jugendlich aus. Also ist das eine natürliche Anti-Aging-Maske, die tatsächlich zu einem jüngeren Aussehen beitragen kann. Und das wünscht sich bestimmt jede Frau, vor allem, wenn sie das 40. Lebensjahr überschritten hat.

Ein Appetithormon verführt zum Essen, obwohl man nicht hungrig ist.

Wenn Sie im Schaufenster einer Konditorei ein Stück Kuchen sehen und wie von magischen Kräften gezogen das Lokal betreten, den Kuchen bestellen und genießen, dann geschieht das nicht wegen der eigenen Willensschwäche oder mangelnder Essdisziplin. Schuld daran ist das Hormon Ghrelin, das blitzartig den Appetit anregt und zum Naschen verführt. Das haben Wissenschaftler am Max-Planck-Institut herausgefunden. Allein beim Anblick eines Fotos, auf dem eine verlockende Speise zu sehen ist, steigt der Spiegel dieses Appetithormons im Blut deutlich an. Das weckt im Gehirn die Lust aufs Essen, selbst wenn man keinen Hunger hat. Doch man kann das Hormon mit einfachen Tricks besiegen. Keine Fotos mit köstlichen Speisen, aber auch sonst nichts Essbares anschauen. Niemals hungrig zum Einkaufen gehen. Da Schlafmangel und Stress den Ghrelin-Spiegel anheben, sollte man für gesunden Schlaf sorgen und Erholung suchen.

Fast täglich erlebt man Situationen, die ärgern und Stress verursachen. Ich mache Ihnen einige Vorschläge, wie Sie am besten damit umgehen.

Einfach wegtelefonieren

Wer von uns muss sich nicht einmal oder mehrmals am Tag ärgern? Das ist oft nicht zu vermeiden. Ärger macht Stress.

Ärger verursacht schlechte Laune. Ärger lässt uns früher alt werden. Wir müssen also lernen, so rasch wie möglich mit dem Ärger fertigzuwerden. Dafür gibt es eine großartige Lösung. Haben Sie gewusst, dass man Ärger einfach wegtelefonieren kann? Das ist kein Scherz. Das funktioniert wirklich. Vor allem bei Frauen. Jede hat doch eine Bekannte, Verwandte oder eine Arbeitskollegin, mit der sie häufig telefoniert, mit der sie auch heikle Themen besprechen kann. Genau diese Mitmenschen ruft man bei unerträglichem Ärger an und erzählt, wie es dazu gekommen ist. Allein beim Berichten wird einem leichter ums Herz. Ja, vielleicht lachen die beiden dann bei dem Telefonat gemeinsam über den Ärger und stellen fest, dass es nicht lohnt, sich die gute Laune verderben zu lassen. Warum das fast immer funktioniert? Ganz einfach. Geteiltes Leid ist halbes Leid.

Ärger und Stress wegzaubern mit Milch und Honig

Es gibt Tage, an denen es viel Ärger gibt, die unsere Nerven strapazieren, an denen wir viele Stresssituationen meistern müssen, an denen wir es mit unangenehmen Zeitgenossen zu tun haben. Das Ergebnis: Wir kommen erschöpft nach Hause, fühlen uns gar nicht gut. Das kann man ändern. Nutzen Sie ein altes Hausmittel, mit dem unsere Urgroßmütter bereits ihre Nerven gestärkt und die Laune verbessert haben: das ist die Honigmilch. Gießen Sie in einen Becher einen Viertelliter warme Milch und rühren Sie zwei Esslöffel Honig hinein. Die Milch darf nicht heiß sein, da vom Honig bei 40 Grad Celsius alle die Nerven stärkenden B-Vitamine sowie die beruhigenden Hormonstoffe vernichtet werden. Trinken Sie die Honigmilch langsam in kleinen Schlucken. Durch die Wirkstoffe im Honig und die beruhigende Aminosäure Tryptophan in der Milch werden Sie sehr bald ein Wohlgefühl verspüren und ruhiger werden.

Ärger, der einen roten Kopf verursacht, ist gesund!

Gehören Sie zu denjenigen, die bei jedem Ärger einen knallroten Kopf bekommen? Zugegeben: Das sieht aus gesundheitlicher Sicht gefährlich aus. Ist es aber nicht. Wer bei Ärger im Gesicht rot anläuft, muss sich um seinen Blutdruck keine Sorgen zu machen. Denn auf diese Weise bekommt er die Bestätigung, dass sein Kreislauf funktioniert, also in Ordnung ist.

Amerikanische Wissenschaftler haben nachgewiesen, dass Menschen mit zu hohem Blutdruck keinen roten Kopf bekommen, weil sich ihre Halsschlagadern nicht so sehr erweitern können, wie das bei einem gesunden Menschen der Fall ist. Es kann daher nicht soviel Blut in den Kopf fließen. Die US-Forscher behaupten aufgrund ihrer Studienergebnisse: Wer in Stress- und ärgerlichen Situationen nie rot im Gesicht wird, sollte den Blutdruck messen. Auf diese Weise kann man so manche Herz-Kreislauf-Erkrankung frühzeitig entdecken. Dasselbe gilt auch fürs Rotwerden, wenn man einen Witz erzählt bekommt, der nicht gesellschaftsfähig ist. Wer nach einer schlüpfrigen Pointe rot anläuft, hat einen gesunden Kreislauf. Wer nicht rot anläuft, hat entweder ein Blutdruckproblem oder ist Witze unter der Gürtellinie gewöhnt.

Arthroseschmerzen, die durch eine reduzierte Knorpelmasse verursacht werden, können mit natürlichen Mitteln zumindest gelindert werden.

Beschwerden mit indischer Gewürzmischung mildern

Eine Gelenkarthrose kann überaus schmerzhaft sein. Vor allem dann, wenn die Knorpelmasse stark abgenutzt ist, wenn Knochen an Knochen reibt. Die Betroffenen sind in ihrer Beweglichkeit stark eingeschränkt. Oft werden schmerzstillende Tabletten eingenommen. Aber: Haben Sie gewusst, dass eine ganz bestimmte indische Gewürzmischung eine subjektive Schmerzlinderung herbeiführen kann? Und das ganz ohne Nebenwirkungen. Diese Gewürzmischung besteht zu gleichen Teilen aus Kreuzkümmel – auch Cumin genannt –, Koriander und Muskat. Die Kombination dieser drei Gewürze regt die Schleimhäute an, sodass die Gelenkflüssigkeit wieder besser fließt. Die Fachärztin Dr. Christine Meyer aus Meppen empfiehlt, von den drei Gewürzen bloß je eine Messerspitze pro Tag zu nehmen. Man kann damit die Gelenkarthrose

nicht heilen, und sie ersetzt auch nicht den Arzt. Doch eine Reduktion der Schmerzsymptome lässt sich durchaus beobachten.

Auch Kohlwickeln können helfen

Die Kniearthrose ist weit verbreitet. Viele Betroffene wollen keine Medikamente einnehmen, weil sie diese oft nicht gut vertragen und Nebenwirkungen befürchten. Nun hat eine Studie der Carstens-Stiftung an der deutschen Klinik Essen-Mitte ergeben: Genauso wie chemische Schmerzgels wirkt ein uraltes Hausrezept, das keine Nebenwirkungen verursacht. Es ist der gute alte Kohlwickel. Kohlblätter werden mit einem Nudelholz so geglättet, dass Saft aus den Blattzellen tritt. Die Blätter werden für ein paar Stunden mithilfe einer Binde um das schmerzende Knie gewickelt und können dort die Schmerzen wegzaubern. Man weiß warum: Die Kohlblätter enthalten Flavonoide und Glykosinolate, die entzündungshemmend wirken und Arthroseschmerzen effektiv bekämpfen. Der Kohlwickel ist gut verträglich, einfach anzuwenden und kostengünstig. Die Therapie mit dem Kohlwickel sollte nach Möglichkeit vier Wochen lang täglich angewendet werden.

Die Atemwege können mit einfachen Mitteln verwöhnt werden, denn vor allem Städter müssen viel Ungutes einatmen.

Kiefernduft in der Wohnung

Wer in der Stadt lebt, der sollte seine Atemwege verwöhnen und so oft wie möglich hinaus in die Natur gehen und qualitativ hochwertige Luft einatmen. Die beste Möglichkeit dazu bietet ein Wald. Untersuchungen haben ergeben, dass den Bronchien besonders der Duft von den Nadeln der Kiefernbäume gut tut. Das verleitet viele Stadtmenschen, in der Drogerie nach einem Kiefernspray zu fragen. Vergessen Sie diese künstliche, wenn auch gut gemeinte Duftnote. Bleiben Sie bei den Kräften der Natur, so, wie sie sind. Bestellen Sie bei Ihrem Blumenladen Kiefernzweige. Oder bitten Sie einen Förster in einem nahe gelegenen Wald um ein paar Kiefernäste. In einer Vase mit Wasser entfalten sie ihren natürlichen, herrlichen Duft wie im Wald.

Verwöhnen Sie die Lungen mit der Naturarznei Wasserfall

Haben Sie schon einmal darüber nachgedacht, was unseren Atemwegen in der modernen Zeit alles zugemutet wird? Die Luftverschmutzung durch den ständig zunehmenden Lkw-Verkehr auf unseren Autobahnen. Der Feinstaub in den Städten. Im Sommer kommt dazu noch der bodennahe Ozon, der auch für tränende Augen verantwortlich ist. Wie kann man die Atemwege verwöhnen und gegen diese Gefahren wappnen? Jeder von uns sollte so oft wie möglich ein Wochenende oder einen Urlaub so verbringen, dass er jeden Tag mehrmals einen Wasserfall aufsuchen und dort durchatmen kann. Täglich eine Stunde an einem Wasserfall kann Asthmapatienten für Monate symptomfrei machen. Auch gesunde Atemwege werden gestärkt. Durch die Reibung der Wassertropfen mit der Luft des zu Tal stürzenden Wassers entsteht Elektrizität. Beim Aufprall werden die Tropfen in sehr kleine Teile zerschlagen. Diese laden sich selbst positiv, die Luft dagegen negativ auf. So entsteht ionenreiche Luft. Und die ist wohltuend für die Atemwege und stärkt obendrein die Nerven.

Naturarznei Aprikosen für die Atemwege

Essen Sie gern Aprikosen? Wenn die Früchte vollreif, saftig und süß sind, dann versorgen sie uns mit reichlich Vitamin A, mit Betacarotinen, mit Quercetin und Salicylsäure. Mit diesen Substanzen stärken wir unser Immunsystem, schützen uns vor krank machenden Bakterien im Magen-Darm-Bereich. Interessant ist, dass das Volk der Hunzas im Himalaja, wo fast jeder Einwohner über hundert Jahre alt wird, reichlich Aprikosen verzehrt. Sie sind fest davon überzeugt, dass man dank der Aprikosen länger lebt. Dass man nach dem Genuss von nur fünf Aprikosen besser durchatmen kann, wurde wissenschaftlich tatsächlich nachgewiesen. Forscher der Universität Bochum haben herausgefunden, dass die Muskelzellen der Bronchien Riechrezeptoren haben und dass der Duft von reifen Aprikosen diese Rezeptoren stimuliert und bewirkt, dass sich die Bronchien weiten, was gut für die gesamten Atemwege ist. Wer zu Asthma neigt, sollte daher die Zeit nutzen und, so oft es geht, reife, süße Aprikosen genießen.

Augenprobleme kennt fast jeder, ob sie bei Kälte tränen oder geschwollen sind nach zu wenig Schlaf. Natürlich gibt es Hilfsmittel dagegen …

Gerötete Augen mit Lindenblütenmilch behandeln

Kennen Sie das Problem? Es macht vielen von uns speziell in der kalten Jahreszeit zu schaffen, vor allem Frauen und Mädchen: Man hat morgens und mitunter auch abends gerötete Augen. Eine ärztliche Untersuchung ergibt oft nichts. Was soll man tun? In diesem Fall ist es sinnvoll, zu einem alten Hausmittel zu greifen, das sich bewährt hat. Überbrühen Sie zwei Teelöffel Lindenblüten aus der Apotheke oder aus dem Reformhaus mit einem Viertelliter heißer Milch und lassen Sie das Ganze 15 Minuten zugedeckt stehen. Danach durchseihen und etwas abkühlen lassen. Jetzt tränken Sie mit der lauwarmen Lindenblütenmilch zwei zusammengefaltete Wattepads und legen diese für 20 Minuten auf die geschlossenen Augen. Am besten in Rückenlage. Diese sanfte Naturkur ist eine Wohltat für Ihre Augenlider. Sie sollten das zwei, drei Wochen lang machen, am besten, bevor Sie schlafen gehen.

Bei geschwollenen und müden Augen die Gerbstoffe im Tee nutzen

Stundenlange Arbeit am Computer oder zu langes Sitzen vor dem Fernseher sind oft schuld daran, dass die Augen müde, die Augenlider angeschwollen sind und dass sich rund um die Augen die unschönen dunklen Ringe bilden. Wenn es sich nicht um eine Entzündung handelt, die unbedingt in die Hände des Arztes gehört, kann man mit einem einfachen Hausmittel das unschöne Problem bekämpfen.

Ein verblüffendes Rezept ist die Schwarztee- oder Grünteekompresse. Tauchen Sie zwei Teebeutel von einer der beiden Teesorten in warmes, keinesfalls heißes Wasser. Für die Augenkompresse sollten die Wirkstoffe im Teebeutel bleiben, weshalb Sie beide Teebeutel schon nach 30 Sekunden wieder aus dem Wasser nehmen und leicht ausdrücken. Jetzt legen Sie sich entspannt hin und drücken je einen abgekühlten Teebeutel für zehn bis 15 Minuten sanft auf die geschlossenen Augen. Die Gerbstoffe im Tee können die Schwellung der Augenlider und auch die dunklen Augenringe reduzieren.

Frische Gurkenscheiben gegen trockene Augen

Sie kennen sicher alle die Geschichten von den frischen Gurkenscheiben, die sich viele Frauen aufs Gesicht legen, damit die Haut jugendlich und elastisch bleibt. Und ganz bestimmt haben Sie auch schon von Leidensgenossinnen erfahren, dass das tatsächlich hilft. Das ist aber noch nicht alles. Schottische Forscher haben nachgewiesen, dass man mit frisch geschnittenen Gurkenscheiben sehr erfolgreich trockene Augen wieder beleben kann. Gerade im Sommer leiden viele Menschen an heißen Tagen unter trockenen Augen, die sich oft durch einen stechenden Schmerz bemerkbar machen. Was kann man nun konkret dagegen tun? Schneiden Sie von einer frischen Salatgurke einige dünne Scheiben ab und legen Sie diese für 15 Minuten auf die geschlossenen Augen. Es tut besonders gut, wenn Sie dabei ganz entspannt auf dem Rücken liegen. Das Gurkenwasser liefert wertvolle Vitalstoffe in Elektrolytform, belebt das Bindegewebe der Augen und versorgt es mit natürlicher Feuchtigkeit.

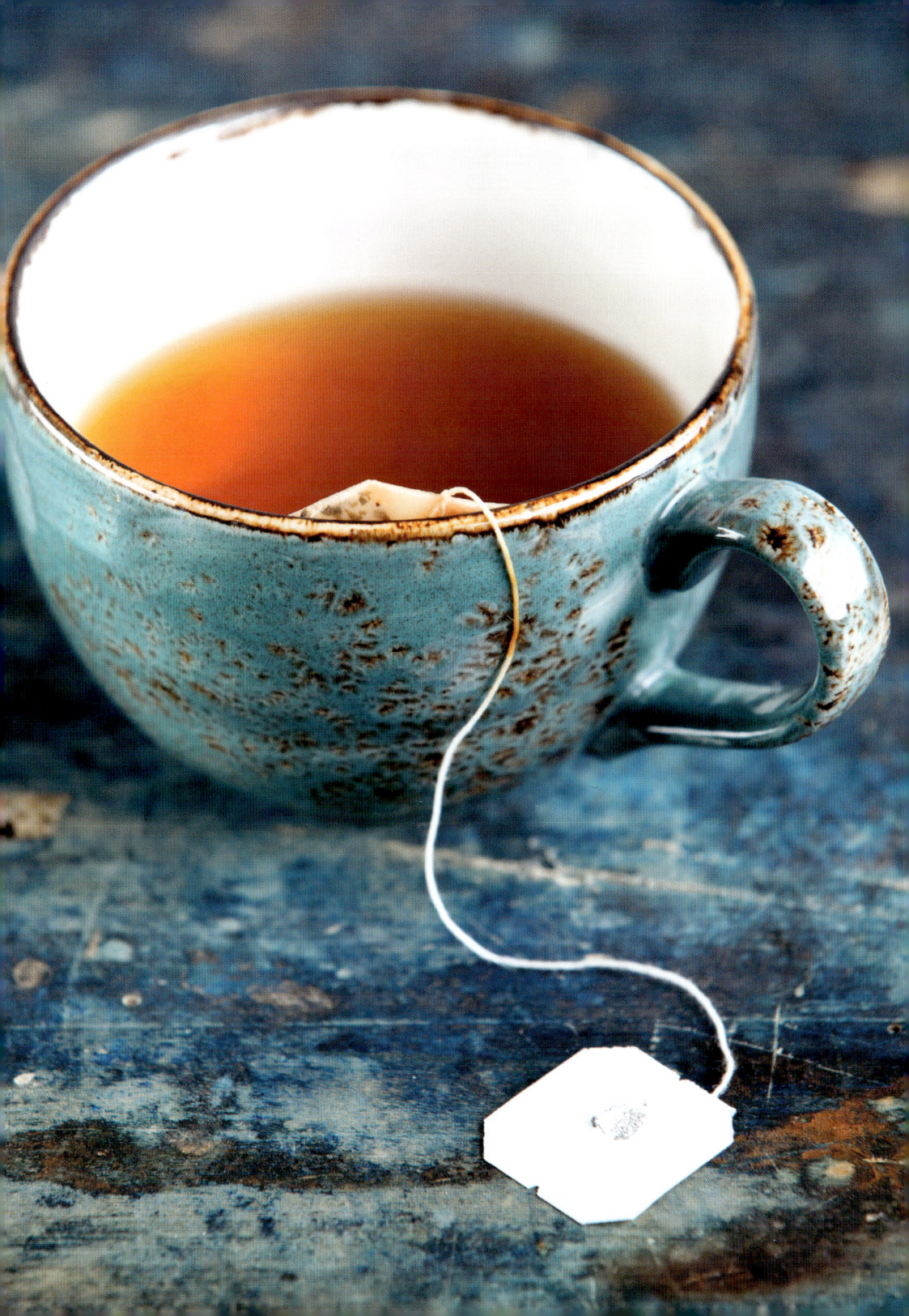

Auch Gähnen hilft

Was denken Sie, wenn Ihr Gesprächspartner, der Ihnen gegenüber sitzt, heftig zu gähnen beginnt? Ganz ehrlich: Sie finden es unhöflich und denken, dass Ihr Gegenüber sich langweilt oder müde ist. Das ist aber ungerecht. In Indien lernen die Kinder in der Schule, wie man richtig gähnt und wie oft man im Laufe des Tages gähnen sollte, weil das für Herz und Kreislauf so wichtig ist. Bei uns beginnt allmählich auch ein Umdenken. Arbeitsmediziner betonen: Wenn man beruflich viele Stunden am Computer im Einsatz war, wenn man brennende, trockene Augen hat, müde ist, sich nicht konzentrieren kann, dann kann herzhaftes Gähnen helfen. Der Körper wird wieder mit mehr Sauerstoff versorgt, sodass sich die Augen, die Gesichts- und Nackenmuskeln entspannen können. Der beste Beweis, dass man sich beim Gähnen regeneriert: Die Augen werden endlich wieder tränennass.

Zuckende Augenlider? Mehr schlafen und weniger Stress

Von einem Tag auf den anderen machen Sie sich plötzlich Sorgen um ihr rechtes Auge. Das Lid zuckt häufig. Und die feinen Muskeln am äußeren Augenwinkel beginnen minutenlang zu flattern. Da dieses Zucken nicht aufhört, befürchten Sie, dass dahinter ein größeres gesundheitliches Problem stecken könnte, das vielleicht die Sehkraft bedroht. Kein Grund zur Sorge. Wissenschaftler haben herausgefunden, wie es zu dem zuckenden Augenlid kommt. Die kleinen zarten Muskeln rund um die Augen werden vom Stresshormon Adrenalin gereizt. Die Ursache dafür liegt beim Betroffenen: zu viel Stress, zu wenig Schlaf. Sie selbst können das beunruhigende Zucken des rechten Augenlids beenden. Schalten Sie etwas zurück. Sorgen Sie für mehr gesunden und ungestörten Schlaf und reduzieren Sie die Stressbelastung. Besser: Machen Sie sich stark gegen den Stress. Dann wird das Augenlid nicht mehr zucken.

Das Aussehen durch Eigelb verbessern

Jeder von uns weiß, wie wertvoll das Hühnerei für unsere Gesundheit ist, da es alle Vitalstoffe enthält, die zur Entstehung und zum Aufbau für neues Leben notwendig sind. Aber: Haben Sie gewusst, dass Hühnereier auch unserer Schönheit guttun? Das Eigelb versorgt uns mit Schwefel. Dieses Spurenelement macht stumpfe Haare wieder geschmeidig und hilft bei Hautunreinheiten. Das Lecithin im Eigelb schützt die Schleimhaut des Dickdarms vor schädlichen Bakterien und hilft gleichzeitig der Leber beim Entgiften. Beides wirkt sich auf ein attraktives Aussehen aus. Das Frühstücksei ist ein Geheimnis fürs Schlankbleiben und Schlankwerden, denn es macht lange satt und beugt damit dem Heißhunger vor. Lebenswichtige Fettsäuren, sämtliche B-Vitamine, Vitamin D und K sowie etliche Mineralstoffe liefern dem Körper alles, was er zur Bildung neuer Zellen benötigt. Das bedeutet: Das Ei erhält uns länger jung und dient unserem Erscheinungsbild.

Autofahren: Pausen retten Menschenleben.

Autofahren ist in der heutigen Zeit ein Hochleistungssport für unser Gehirn geworden. Daher sollte man wissen: Wer sich morgens unausgeschlafen ans Steuer setzt, muss mit einem bis zu 22 Prozent erhöhten Unfallrisiko rechnen. Da wird Müdigkeit zur lebensbedrohlichen Gefahr. Nach vier Stunden am Steuer verbraucht der Körper dieselbe Menge an Energie wie bei einer Stunde Joggen. Experten raten daher, bei längeren Fahrten mehrmals eine Pause einzulegen. Machen Sie am Rastplatz ein Schläfchen im Auto oder einen kleinen Spaziergang. Wenn Sie zu zweit sind, spielen Sie mal Ball. Dabei werden beide Gehirnhälften trainiert. Das macht aktiv. Wichtig ist, dass man in so einer Pause aus dem Auto aussteigt, nicht drinnen sitzen bleibt. Gehen Sie hin und her, machen Sie dabei abwechselnd lange und kurze Schritte. Dadurch wird die Sauerstoffzufuhr zum Gehirn gefördert. Das steigert die Konzentration und die Sicherheit beim Weiterfahren.

Bananen sollen stopfen? Im Gegenteil

Wenn in den Supermärkten oder in den Obstläden goldgelbe Bananen zum Kauf einladen, greifen Sie zu. Speziell an Tagen, an denen keine Sonne scheint, an denen es draußen auch am Tag dunkel ist, kann so eine Banane wahre Wunder wirken. Sie liefert uns den beruhigenden Bioaktivstoff Katecholamin sowie die nervenstärkenden B-Vitamine und das pflanzliche Glückshormon Serotonin. Dieses aktiviert unser körpereigenes Serotonin und verbessert damit unsere Stimmung. Zwei Bananen am Tag sind dafür ideal. Viele von uns trauen sich nicht, Bananen zu essen, weil sie Angst vor möglichen Verdauungsproblemen haben. Es hält sich nämlich seit Jahrzehnten das Gerücht, dass Bananen Verstopfung verursachen. Doch das stimmt nicht. Diese Behauptung entbehrt jeder wissenschaftlichen Grundlage. Im Gegenteil: Ähnlich wie beim Apfel enthält auch die Banane den Ballaststoff Pektin, der für die Verdauung wichtig ist.

Den Bandscheiben tun Wasser und Bewegung gut.

Sie sitzen als Puffer zwischen den Wirbeln, federn Belastungen ab und sorgen dafür, dass der Rücken beweglich bleibt: die Bandscheiben. Es ist für die Körperhaltung, die Vitalität und das Wohlbefinden wichtig, dass sie lange gesund und fit bleiben. Wir dürfen das nicht dem Zufall überlassen und müssen selbst aktiv werden, um sie zu hegen und zu pflegen. Und es ist im Grunde genommen so einfach: Bandscheiben bestehen zu 70 Prozent aus Wasser. Das macht sie so elastisch und belastbar. Zu qualvollen Schmerzen in den Bandscheiben oder zu einem Bandscheibenvorfall kommt es immer dann, wenn der Faserring, der den gallertartigen Kern der Bandscheibe umgibt, austrocknet und einen Riss bekommt. Dabei werden viele Nerven gereizt. Das kann man verhindern, indem man jeden Tag zwei Liter Wasser trinkt. Damit die Flüssigkeit auch wirklich in die Bandscheiben gelangt, muss man Sport treiben: Laufen, Walken, Radfahren, Bodengymnastik.

Müde und dicke Beine: Aktives Sitzen schützt.

Wer beruflich den ganzen Tag am Computer oder am Telefon sitzt, wer viele Stunden hinter einem Schreibtisch verbringen muss und sich abends dann wieder ausgiebig dem Fernsehen widmet, der hat meistens ein Problem: Die Beine sind müde, angeschwollen und schwer. Die Beinmuskeln sind schwach, die Venen kraftlos. Das Blut kann nur mühsam zum Herzen transportiert werden und staut sich in den Gefäßen. Die Gefahr einer Thrombose steigt. Lassen Sie es nicht so weit kommen, bewegen Sie Ihre Beine auch beim Sitzen. Einige Vorschläge:

- Wippen Sie im Sitzen mit beiden Füßen auf den Zehenspitzen auf und ab, immer wieder mindestens 20-mal zwischendurch.
- Halten Sie sich mit beiden Händen an der hinteren Stuhlkante fest und strecken Sie im Sitzen erst das linke, dann das rechte Bein mehrmals nacheinander aus.
- Legen Sie, so oft es geht, die Beine hoch.

Berufsleben: Weiterarbeit in der Freizeit macht krank.

Wer heutzutage einen gut bezahlten und interessanten Beruf hat, der kann sich glücklich schätzen. Dafür ist man zu Konzessionen bereit, nimmt Arbeit mit nach Hause, arbeitet oft auch am Wochenende. Das Problem: Die Freizeit, die für unsere Gesundheit so wichtig ist, kommt zu kurz. Da muss man ernsthaft aufpassen, denn die Erfahrung zeigt:

Wer ständig unter Zeitdruck steht, läuft Gefahr, dass er seine Freizeitaktivitäten reduziert. Die britische Psychologin Dr. Karen Matthew meint dazu: »Das ist genau der falsche Weg!« Das hat eine Studie mit 1400 berufstätigen Teilnehmern bestätigt: Probanden, die die meisten Stunden ihrer Freizeit mit Freunden verbrachten, Hobbys nachgingen, Sport trieben oder in einem Verein ehrenamtlich tätig waren, hatten weitaus bessere gesundheitliche Werte als die anderen, die einen Großteil ihrer Freizeit dem Beruf geopfert haben. Die Freizeitgenießer hatten einen gesünderen Blutdruck, einen besseren Taillenumfang und einen niedrigen Stresshormonspiegel.

Betten erst durchlüften – nicht gleich machen

Gehören Sie zu denjenigen, die morgens das Haus erst verlassen, wenn in allen Räumen perfekte Ordnung herrscht? Dazu gehört natürlich auch, dass im Schlafzimmer das Bett picobello gemacht ist, wie in einem Möbelschauraum. Hören Sie bitte auf damit. Es ist viel besser für Ihre Gesundheit, wenn das Bett den ganzen Tag oder zumindest einige Stunden kräftig durchlüftet wird. In so einem Bett werden Sie dann nachts wunderbar schlafen und sich richtig erholen können. Wenn das Bett am Morgen gleich nach dem Aufstehen gemacht und vielleicht auch noch mit einer Tagesdecke versehen wird, dann entsteht ein ideales Klima für die schnelle Vermehrung von Millionen von Hausstaubmilben und für deren Exkremente, die zur Hausstauballergie führen. Außerdem kann der Nachtschweiß nicht auf natürliche Weise trocknen. Daher: Seien Sie in Bezug aufs Bett nicht zu ordentlich. Lassen Sie Luft ran.

Bitterstoffe in Gemüse und Obst sind gute Naturarzneien.

Essen Sie gern Rosenkohl, Endiviensalat, Chicorée, Radicchio? Genießen Sie oft Grapefruits? Oder mögen Sie das alles weniger, weil diese Naturprodukte, die vor allem im Winter angeboten werden, bitter schmecken? Sie sollten umdenken. Bitterstoffe in Naturprodukten haben viele Vorteile für die Gesundheit, denn sie fördern die Verdauung. Das hat man schon in alten Zeiten gewusst, was das Sprichwort: »Was bitter im Mund,

ist dem Magen gesund« bestätigt. Man kann mit Bitterstoffen Völlegefühl und Koliken verhindern, sie unterstützen die Arbeit der Leber und regen die Bauchspeicheldrüse an. Und sie helfen uns, fette Speisen besser zu verdauen. Bitterstoffe stärken auch unsere Immunkraft, weil sie Sekrete im Magen und Darm produzieren, die Gifte und Stoffwechselmüll abtransportieren. Interessant ist auch die Tatsache, dass Bitterstoffe beim Abnehmen helfen können. Wer Nahrungsmittel mit natürlichen Bitterstoffen konsumiert, ist schneller satt und mit kleineren Portionen zufrieden.

Bläschen im Mund kann Honig verhindern.

Im Sommer zieht es viele von uns hinaus in die freie Natur. Die einen treiben Sport, andere gehen wandern oder schwimmen. Alle wollen unterwegs essen und trinken. Man besucht ein Lokal, in dem man draußen sitzen kann. Besonders gefragt sind Raststätten am Wasser oder Waldesrand. An schönen Tagen sind die Gaststätten überfüllt. Das Personal hat alle Hände voll zu tun, um die Ausflugsgäste kulinarisch zu versorgen. In der Küche kommen die Hilfskräfte kaum nach, Teller und Essbesteck zu säubern. Und da gibt es eine Tücke: Sind Löffel, Gabel und Messer nicht ganz so sauber geworden, können die Gäste eine Entzündung der Mundschleimhaut bekommen, es entwickeln sich schmerzhafte Bläschen. Das Risiko für so eine Infektion kann man reduzieren, wenn man schon vorher die Schleimhäute stärkt und mehrmals am Tag einen Teelöffel Honig im Mund zergehen lässt. Das schützt vor Entzündungen.

Hoher Blutdruck ist ein Problem, das vielen Menschen Sorgen macht. Auch hierbei können natürliche Produkte eine Hilfe sein.

Den Blutdruck kann auch eine Hühnersuppe senken

Als der Hamburger Arzt Dr. Maimonides im 12. Jahrhundert zum ersten Mal seinen erkälteten Patienten Hühnersuppe servierte, hat er sicher nicht gedacht, dass sein Rezept Weltruf erlangen und auch noch andere gesundheitliche Probleme lösen würde. An der japanischen Universität von Hiroshima hat man entdeckt, dass die Hühnersuppe zu hohen Blutdruck senken kann. Man weiß auch, warum. Jeder Mensch hat im Körper ein Enzym mit dem Namen Angiotensin Converting Enzyme – kurz ACE genannt. Dieses Enzym ist verhängnisvollerweise an der Herstellung eines Hormons beteiligt, das die Blutgefäße verengt und damit Bluthochdruck verursacht. Beim Kochen der Hühnersuppe wird aus den Gelenken und den Sehnen des Fleischs Kollagen frei. Diese Substanz aus dem Bindegewebe in der Suppe blockiert das Enzym ACE. Die Folge: Die Gefäße werden nicht verengt, und der Blutdruck bleibt normal.

Kaum zu glauben: Auch der Tausendsassa Tomate kann hohe Werte senken

Wir wissen längst, dass der rote Farbstoff der Tomate einer der wertvollsten Bioaktivstoffe für unsere Gesundheit ist. Das Lycopin stärkt Herz und Kreislauf und senkt das Krebsrisiko, weil es in der Ernährung die verhängnisvolle Umwandlung von Nitraten und Nitriten in krebserregende Nitrosamine verhindern kann. Es ist auch längst bekannt, dass der Farbstoff in der erhitzten und verarbeiteten Tomate weit wirksamer ist als in der rohen Frucht. Daher sind Tomatensaft, -sauce und -suppe sowie Ketchup mit wenig oder ohne Zucker besonders wertvoll. Nun haben israelische Forscher im Rahmen einer aktuellen Teststudie nachgewiesen: Der rote Farbstoff kann auch zu hohe Blutdruckwerte senken. Die Blutdruckpatienten, die jeden Tag Tomatenmark konsumierten, hatten nach acht Wochen einen deutlich niedrigeren Blutdruck. Das Lycopin weitet die Blutgefäße und macht sie elastisch.

Zu hohe Werte einfach mit den Händen wegdrücken

Wer an einem erhöhten oder zu hohen Blutdruck leidet, der braucht ärztliche Behandlung. Doch es ist sinnvoll, zur Unterstützung der medizinischen Therapie zusätzliche Maßnahmen einzusetzen, mit denen man den »stillen Killer« schneller und besser in den Griff bekommen kann. Es gibt dafür eine einfache, nahezu banale Übung, die von Experten an der Universität von Michigan in den USA nach der Auswertung von rund 1000 Studien entdeckt worden ist. Man kann mit bloßen Händen den Blutdruck

senken. Dafür muss man mehrmals am Tag die Finger beider Hände ineinander verzahnen, fest kneten und drücken. Jeweils 40 Sekunden lang. Außerdem sollte man beide Hände massieren, etwa so wie beim gründlichen Händewaschen. Die Medizinexperten waren selbst erstaunt: Innerhalb von vier Wochen konnte bei den meisten Patienten allein durch diese Übungen mit den Händen der Blutdruck um bis zu zehn Prozent gesenkt werden.

Entspannung ist der beste Schutz gegen zu hohe Werte

Bluthochdruck schädigt Nieren und Herz. Daher sollten auch Menschen, die sich für gesund halten, in regelmäßigen Abständen ihren Blutdruck kontrollieren. Und wer permanenten Stress im Privatleben oder im Beruf hat, der sollte nicht nur den Blutdruck messen, sondern auch blutdruckschützende Maßnahmen ergreifen, damit der gesunde Blutdruck möglichst lange gesund bleibt. Wissenschaftler der amerikanischen Berkeley-Universität empfehlen daher: Jeder sollte sich Zeit nehmen und nach einer arbeitsreichen Phase einfach gar nichts tun. Mein persönlicher Rat dazu: Tragen Sie in Ihren Kalender als Termin das Wort »genießen« ein. Und halten Sie sich dann auch daran. Nehmen Sie ein beruhigendes Bad, lesen Sie, was immer Sie mögen, hören Sie Musik, gehen Sie spazieren. Wichtig ist, dass Sie Seele und Geist zur Ruhe bringen. Genau das sind die richtigen Maßnahmen für Ihren Blutdruck und ein guter Schutz für Herz und Kreislauf.

Gegen niedrigen Blutdruck helfen Honig, Apfelessig und Wasser

Sind Sie oft müde, leiden an Übelkeit, sehen blass aus und Ihnen wird leicht schwindlig? Haben Sie mitunter das Gefühl, dass Sie krank sind, der Arzt aber keinen Anhaltspunkt für eine gesundheitliche Störung findet? Dann leiden Sie meist unter einem zu niedrigen Blutdruck. Das ist zwar überaus unangenehm, aber nicht gefährlich. Nur in Mitteleuropa gilt der niedrige Blutdruck als Krankheit. In den USA gratuliert der Arzt dem Patienten dazu, weil dadurch das Risiko für Herzinfarkt und Schlaganfall gering ist. Man sollte den zu niedrigen Blutdruck aber nicht hinnehmen,

sondern etwas dagegen tun. Ein sehr wirksames Rezept lautet: Trinken Sie über einen längeren Zeitraum jeden Morgen einen Viertelliter kaltes Wasser, dass Sie mit zwei Esslöffeln naturtrübem Apfelessig und einem Esslöffel Honig verrührt haben. Sie dürfen auch Bohnenkaffee trinken. Hilfreich ist auch, den Kreislauf mit Wechselduschen und Bürstenabreibungen anzuregen.

Den Blutzucker regulieren durch einen Apfel zum Nachtisch

In früherer Zeit war es in vielen Familien üblich, dass man zum Abschluss des Mittagessens einen Apfel – fein säuberlich in Spalten geschnitten – als Dessert gegessen hat. Nun haben britische Forscher an der Universität von Leeds bestätigt, dass das eine hervorragende Gewohnheit war, die auch heute sinnvoll wäre. Die Studie hat ergeben: Durch Polyphenole, Flavanole und Anthocyane im Apfel kann der Blutzuckerspiegel nach der Mahlzeit besser reguliert werden. Vor allem werden Blutzuckerspitzen verhindert, weil die Glukosetransporte von der Nahrung ins Blut abgebremst werden. Es ist wichtig, dass der Blutzuckerspiegel langsam und kontinuierlich ansteigt. Dafür sorgt bei einem gesunden Menschen das Hormon Insulin. Es transportiert den Zucker in die Zellen der Organe. Hier wird die Glukose abgebaut und zur Energiegewinnung genutzt. Der Apfel zum Dessert unterstützt diesen Mechanismus ganz deutlich. Und das ist eine Wohltat für die Bauchspeicheldrüse.

Brokkoli ist wertvoll, aber nicht, wenn er in der Mikrowelle gegart wird.

Brokkoli ist für die heutige Zeit wie geschaffen. Mit seinem Bioaktivstoff Sulforaphan sorgt er dafür, dass Umweltschadstoffe und Stoffwechselmüll rasch wieder aus dem Körper abtransportiert werden und dass das Risiko für Magen- und Darmkrebs gesenkt werden kann. Doch kommt es entscheidend auf die Zubereitung an. Das haben spanische Wissenschaftler nachgewiesen: Wenn Brokkoli 20 Minuten in Wasser gekocht wird, dann bleiben die wertvollen krebshemmenden Stoffe bis zu 58 Prozent erhalten. Beim Dampfgaren bleiben 86 Prozent aktiv. Und nun die vernichten-

de Erkenntnis: Wenn Brokkoli in der Mikrowelle gegart wird, dann werden 85 Prozent der krebshemmenden Stoffe zerstört. Das bedeutet für die Küchenpraxis: Brokkoli hilft Magen und Darm nur dann, wenn er nicht in der Mikrowelle gegart wird.

So können die Bronchien geschont oder gestärkt werden, denn Hustenattacken sind für die Lunge und den Menschen quälend.

Immer nur sanft husten

Haben Sie schon einmal nachgedacht, welche Kräfte im Körper mobilisiert werden, wenn Sie husten? Diese Power muss sein, weil der Husten die Aufgabe hat, Krankheitserreger und andere Fremdstoffe auszuwerfen. Diese Kraft kann aber auch schaden. Daher sollte man den Hustenattacken keinen freien Lauf lassen, nicht mit aller Kraft husten. Dabei können nämlich die Zellen der Schleimhaut so stark aufeinanderprallen, dass Risse entstehen, und bei jeder Hustenattacke reißen sie wieder auf. Diese Wunden schwächen die Schleimhäute, und deshalb sollte man sanft husten. Das verhindert, dass die entzündeten Bronchien bei jedem Husten den ganzen Druck abbekommen. Dabei schießt nämlich die Luft mit 900 Stundenkilometern heraus. Was heißt sanft husten? Das ist eine einfache Technik. Machen Sie eine Faust, halten Sie die vor den Mund und husten Sie sanft hinein. Das verringert den Druck des Hustens und hilft den Bronchien zu generieren.

Die Bronchien stärken durch einfachste Atemübungen

Unsere Atemwege sind vor allem im Herbst und Winter sehr anfällig für Erkältungen und sollten deshalb gestärkt werden. Oft genügt es, tief und fest durchzuatmen. Die Bronchien sind oft nur deshalb geschwächt, weil wir zu oberflächlich Luft holen. Daher sollte jeder von uns jeden Tag eine wichtige Übung durchführen, die einfachste Atemübung der Welt, die viel zu wenige Menschen kennen. Stellen Sie sich locker, aber aufrecht hin. Halten Sie nun mit dem Zeigefinger der rechten Hand das rechte Nasenloch zu und atmen Sie tief durch das linke Nasenloch ein. Dann

halten Sie ganz kurz den Atem an. Danach drücken Sie mit dem Zeigefinger der linken Hand das linke Nasenloch zu und atmen durch das rechte Nasenloch aus. Jetzt machen Sie es umgekehrt: Sie halten das linke Nasenloch zu, atmen über das rechte Nasenloch ein, lassen los und atmen über das linke aus. Sie werden bei mehrmaliger Wiederholung spüren, dass sich die Bronchien wohlfühlen.

Viele Menschen sind überarbeitet, leiden unter unerklärlichen Beschwerden – vermutlich unter dem Burn-out-Syndrom.

Schädliche Folgen der Überarbeitung lassen sich durch Faulheit vermeiden

Wollen Sie sich vor den Folgen von permanentem Stress oder vor dem gefürchteten Burn-out-Syndrom schützen? Und möchten Sie obendrein länger leben? Dann kann ich Ihnen sagen, was Sie tun sollten: regelmäßig faulenzen. Das versorgt Sie mit Energie und schafft optimale Gesundheitswerte. Das Problem unserer Zeit ist, dass sich viele Menschen nach getaner Arbeit nicht richtig erholen, sondern in einen Freizeitstress hineinschlittern. Wissenschaftler haben errechnet, dass man der geistigen und körperlichen Gesundheit zuliebe die Hälfte der freien Zeit vertrödeln und genüsslich faul herumhängen sollte. Nur wenn man mit seiner Energie sparsam umgeht, bleibt man gesund und lebt lange. Das heißt konkret: In der Freizeit sollte man länger schlafen, ein Bad genießen und körperliche Belastungen meiden. Wenn Sie lange jung bleiben und lange leben wollen, sollten Sie öfter in den Kalender schreiben: »Programm für heute: Faulenzen«.

Rasenmähen wirkt beruhigend

In vielen Gärten muss im Sommer regelmäßig der Rasen gemäht werden. Machen Sie das selbst – für Ihre Gesundheit. Australische Ärzte haben im Rahmen einer Studie nachgewiesen, dass Rasenmähen beruhigt und entspannt. Es ist ein wunderbarer Schutz gegen das Burn-out-Syndrom, kann aber auch helfen, wenn man bereits ein Stressopfer geworden ist. Wer im Beruf, aber auch privat den ganzen Tag Hektik und Zeitdruck erlebt, braucht Entspan-

nung. Man muss aus dem Hamsterrad der Verpflichtungen aussteigen. Dafür ist Rasenmähen ideal. Man muss sich konzentrieren, damit Rasen oder Wiese danach schön aussehen und dass man mit den Füßen nicht in die rotierenden Messer gerät, und dabei kann man den Alltagsstress abbauen. Außerdem werden vom frisch geschnittenen Gras ätherische Substanzen freigesetzt, die – eingeatmet – stimmungsaufhellend und beruhigend wirken. Der Duft, das Abschalten und danach der schöne Rasen sorgen für ein wunderbares Wohlgefühl.

Cholesterin: Zu hohe Werte können natürlich gesenkt werden.

Apfelringe naschen

Wer erhöhte Cholesterinwerte hat und vom Arzt noch keine Medikamente dagegen verschrieben bekam, der hört dann oft vom Mediziner: »Versuchen wir es vorerst über die Ernährung!« Also: Senken Sie das erhöhte Cholesterin durchs Naschen. Forscher der Staatsuniversität von Florida in den USA haben in einer zwölf Monate andauernden Studie gezeigt, dass der Verzehr von etwa

75 Gramm getrockneten Apfelspalten oder Apfelringen das böse, gefährliche LDL-Cholesterin um bis zu 25 Prozent senken kann. Gleichzeitig wird das Risiko für Herz-Kreislauf-Erkrankungen gesenkt. Der positive Einfluss auf den Cholesterinspiegel ist auf die Pektine zurückzuführen. Dazu kommt noch, dass das Polyphenol Quercetin in den Äpfeln einen positiven Einfluss auf Herz und Kreislauf hat. Die zusätzliche gute Nachricht: Die Probandinnen haben beim täglichen Naschen von getrockneten Apfelringen eineinhalb Kilo abgenommen. Dieser Nebeneffekt ist ebenfalls erfreulich.

Hohe Werte können auch durch Musik gesenkt werden

Stellen Sie sich vor: Sie haben vom Arzt bei einer Routineuntersuchung erfahren, dass Sie einen erhöhten oder zu hohen Cholesterinspiegel haben. Nun bekommen Sie Angst und fürchten, Ihr Leben lang cholesterinsenkende Tabletten nehmen zu müssen. Das ist aber nur dann der Fall, wenn das hohe Cholesterin Ihr Leben gefährdet. In leichten Fällen werden viele Ärzte zuerst die

»sanfte Tour« empfehlen: mit Ernährung und Bewegung. Doch gibt es noch eine Möglichkeit. Ärzte an der Universität von Maryland haben im Rahmen mehrerer Studien herausgefunden, dass auch Musik cholesterinsenkend wirken kann. Musik, die man gerne hört, erweitert nicht nur die Blutgefäße, sondern führt auch zu einer deutlich vermehrten Ausschüttung von Stickoxiden. Und die senken die Cholesterinwerte. Die Forscher waren fasziniert, denn die Studien haben im Detail ergeben, dass es genügt, täglich eine halbe Stunde Musik zu hören, um den Wert zu senken.

Darmprobleme belasten viele Menschen, die oft auf einfache Weise behoben werden können.

So bleibt der Darm fit und leistungsfähig

In unserem Darm passiert Tag für Tag weitaus mehr als nur Verdauung. Etwa 70 Prozent unserer Immunkraft werden im Darm aufgebaut. Hier gibt es Nervenzellen, die über unsere Gesundheit wachen. Hier werden Glückshormone produziert. Grund genug, dass wir unseren Darm verwöhnen. Dazu brauchen wir Lebensmittel, die der Darm besonders mag, weil sie seine Gesundheitsfunktionen unterstützen. Unser Darm liebt Sauerkraut. Die darin enthaltenen Milchsäurebakterien bauen die Darmflora auf, die Welt der guten und schützenden Bakterien. Unser Darm mag Haferflocken. Ihre schützenden Polyphenole senken das Risiko für Darmkrebs und liefern das Spurenelement Zink für die Immunkraft. Unser Darm liebt Hülsenfrüchte. Sie versorgen uns mit vielen Ballaststoffen, die gut für die Verdauung und für den Cholesterinspiegel sind. Unser Darm mag Joghurt und Buttermilch, die das gesunde Verdauungsmilieu stärken.

Darmkatarrh: Kamillentee und Bettwärme tun gut

Viele von Ihnen werden das selbst schon erlebt haben: Zuerst hat man eine zünftige Erkältung, und es dauert ein paar Tage, bis man das Ärgste überstanden hat. Doch man ist noch lange nicht gesund. Eine sehr unangenehme Folge kann ein Darmkatarrh sein, der ebenfalls – wie der grippale Infekt –, von Vi-

ren ausgelöst wird. Es gibt ein Naturrezept, mit dem man das Problem schnell wieder beheben kann. Essen Sie am besten einen Tag lang gar nichts. Trinken Sie morgens, vormittags und nachmittags je eine Tasse lauwarmen, ungesüßten Kamillentee. Die Flüssigkeitszufuhr ist nämlich eine der wichtigsten Maßnahmen bei einem Darmkatarrh. Parallel dazu sollten Sie den Darm mit heilender Wärme versorgen. Legen Sie sich ins Bett und eine mit sehr warmem Wasser gefüllte Wärmflasche für 30 Minuten auf den Bauch. Die Bettwärme schafft zusätzliche Heilatmosphäre. Wenn Sie das ein paar Tage konsequent machen, dann haben Sie den Darmkatarrh bald im Griff.

Durch Stress verursachte Demenz verhindern und bekämpfen

Immer mehr junge Leute zwischen 30 und 35 kommen in letzter Zeit zum Arzt und schildern Symptome, die man bisher nur älteren Menschen zugestanden hat: Vergesslichkeit, mangelndes klares Denken, zeitweise Verwirrtheit. Klingt nach Demenz. Und das ist auch eine spezielle Form von Demenz. Nämlich die Stressdemenz. Es handelt sich bei den Betroffenen um ehrgeizige Frauen und Männer, die jeden Tag mehrere Aufgaben zugleich erledigen wollen, diese aber nicht alle schaffen. Das kann mit der Zeit zu einem Einbruch der Leistungsfähigkeit führen. Man hat verlernt, sich auf eine Sache zu konzentrieren, und denkt auch an die unerledigten Sachen. In diesem Wirrwarr kann die geistige Potenz um bis zu 60 Prozent reduziert werden. Wie lässt sich Stressdemenz verhindern? Man muss wieder lernen, eine Sache nach der anderen zu erledigen. Und den Urlaub zur Erholung und nicht für extreme Freizeitaktivitäten nutzen.

Depressive Stimmungen können durch Melissenmilch und Kürbiskerne vertrieben werden.

Wenn sich der Winter von seiner ungemütlichsten Seite zeigt, schlägt das vielen Menschen aufs Gemüt. Dagegen hat sich ein uraltes Hausmittel bestens bewährt: die Melissenmilch. Die Kombination des Heilkrautes Melisse mit der Milch ist aus heutiger Sicht ein besonders raffinierter Mix, denn die ätherischen Öle in den Melisseblättern

bringen das gestörte vegetative Nervensystem wieder in seine gesunde Harmonie. Und die Aminosäure Tryptophan in der Milch ist die Vorstufe zum Glückshormon Serotonin. Die Melissenmilch ist somit die beste Voraussetzung dafür, dass sich ziemlich rasch wieder bessere Laune einstellt. Man gibt einen Teebeutel mit getrockneten Blättern der Melisse in eine Tasse, gießt einen Viertelliter sehr warme Milch darüber und lässt dies zugedeckt 15 Minuten ziehen. Den Teebeutel herausnehmen und die Melissenmilch, eventuell mit etwas Wiesenblütenhonig gesüßt, trinken.

Ein weiteres Mittel, um eine trübe Stimmung zu vertreiben, bieten Kürbiskerne. Man fragt sich: Kürbiskerne gegen depressive Verstimmungen? Ja. So ist es. Man weiß auch, warum das funktioniert. Die Kerne liefern die Aminosäure Tryptophan. Sie bekämpft jegliches Stimmungstief und ist an der Produktion des Gute-Laune-Hormons Serotonin beteiligt. Bei trister Stimmung sollte man über den Tag verteilt zwei bis drei gehäufte Esslöffel Kürbiskerne kauen. Wer weiß, dass er in der kalten Jahreszeit sehr oft von einer traurigen Stimmung heimgesucht wird, kann Kürbiskerne auch vorbeugend verzehren. Man kann also sagen: Die grünen Kürbiskerne sind ein Antidepressivum der Natur. Ist es nicht wunderbar, dass man auf so eine einfache Weise das strapazierte Gemüt etwas aufhellen kann?

Hastiges Essen kann zu Diabetes Typ 2 führen.

Viele von uns schlingen ihre Mahlzeiten hastig hinunter, auch wenn sie keine Eile haben. Man hat den Eindruck, sie seien auf der Flucht. Diese Essgewohnheit wirkt sich überaus negativ auf die Gesundheit aus. Wissenschaftler in Litauen haben jetzt im Rahmen einer Studie nachgewiesen: Wer seine Mahlzeiten grundsätzlich in Windeseile hinunter würgt, dabei die Nahrung zu wenig kaut und daher in groben Stücken hinunterschluckt, der hat ein doppelt so hohes Risiko, in späteren Jahren Diabetes Typ 2 zu bekommen. Dieses Risiko erhöht sich bei Übergewicht noch. Außerdem verursacht hastiges Essen Verdauungsstörungen. Die meisten Speisen können nicht optimal aufgeschlossen werden. Zahllose Vitamine, Mineralstoffe und Spurenelemente werden erst gar nicht aufgenommen und verlassen den Körper ungenutzt.

Dopamin: Das Hormon ist wichtig für eine gute Partnerschaft.

Alles, was wir in unserem Leben tun, planen, denken und fühlen, wird von Hormonen beeinflusst. Daher ist es für eine harmonische Partnerschaft nicht nur wichtig, dass man gemeinsame Interessen hat, dass man sich gegenseitig Freude und Anerkennung schenkt, sondern auch, dass man mit einem Glückshormon gut versorgt ist. Und dieser Nervenbotenstoff heißt Dopamin.

In einer Partnerschaft können nur dann Harmonie, gegenseitige Achtung und Anerkennung sowie eine gute Portion Humor als Basis für ein positives Zusammenleben existieren, wenn beide über genügend Dopamin verfügen. Wer etwas für seine Partnerschaft tun möchte, kann die Dopaminproduktion in seinem Organismus ganz leicht aktivieren: Essen Sie zweimal pro Woche Fisch und verzehren Sie oft Walnüsse. Treiben Sie regelmäßig Sport und achten Sie auf einen guten Schlaf zwischen 22 und 24 Uhr. Da produziert das Gehirn am meisten Dopamin. Ja, und auch guter Sex erhöht den Dopaminspiegel.

Durstlöscher selbst zubereiten

Viele Softdrinks, die als Durstlöscher angepriesen werden, enthalten viel zu viel Zucker, belasten den Stoffwechsel und machen mit der Zeit dick. So verlockend es auch ist, bei großem Durst schnell nach der Limonade, dem Eistee aus der Dose oder anderen Softgetränken aus dem Kühlregal zu greifen, sie tun einfach nicht gut. Aber es gibt ja zum Glück Alternativen.

Viel besser ist es, gesunde Getränke selbst zuzubereiten, die keinen Zucker, dafür aber viel Pflanzenkraft enthalten.

Hier ein gesundheitsförderndes Rezept für einen hochwertigen Durstlöscher: Lassen Sie sich in der Apotheke zu gleichen Teilen getrocknete Hibiskusblüten und getrocknete Melisseblätter mischen. Zwei gehäufte Teelöffel davon in das Sieb der Kräutertasse geben, mit einem Viertelliter kochendem Wasser übergießen und acht bis zehn Minuten ziehen lassen. Danach das Sieb aus der Tasse nehmen und den Tee etwas abkühlen lassen. Wenn Sie ihn gesüßt trinken wollen, dann rühren Sie einen flachen Esslöffel Honig oder Ahornsirup ein. Lauwarm kühlt der Tee am besten.

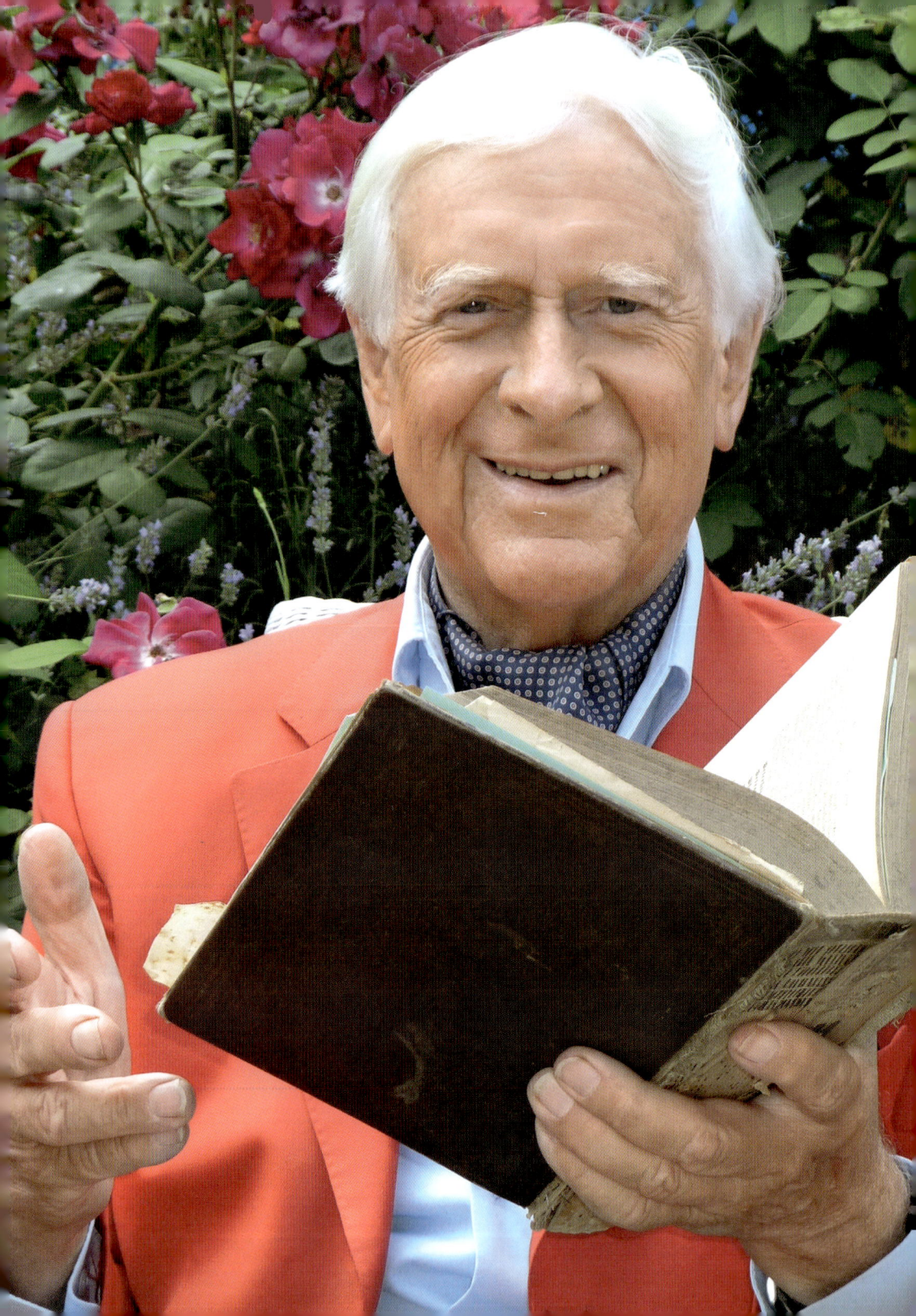

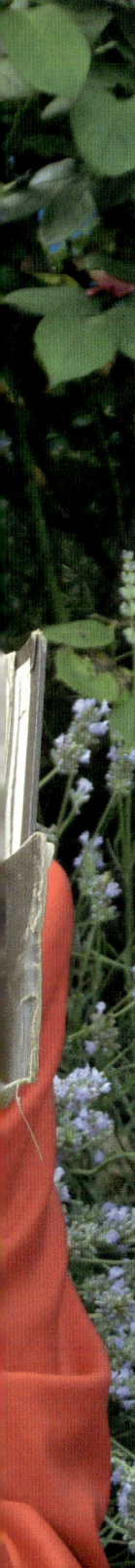

Wohlfühlrezepte von Ein-
schlafhilfe bis Gurkenwasser

Es ist erstaunlich, mit wie wenigen Mitteln viele gesund-

heitliche Probleme entweder ganz beseitigt oder zumindest

gelindert werden können. Probieren Sie die hier folgenden

Vorschläge doch einfach mal aus, wenn ein Notfall eintritt

oder Beschwerden plagen, denn Nebenwirkungen sind in

keinem Fall zu befürchten.

Unter Schlaflosigkeit oder Schlafproblemen leiden nicht nur stressgeplagte Menschen. Probieren Sie doch erst einmal meine Einschlafübungen aus, bevor Sie zur Schlaftablette greifen.

Statt Alkohol Honigmilch

Den Statistiken nach schlafen 80 Prozent der Berufstätigen schlecht. Als wirksames Rezept wird oft ein Glas Wein oder Bier empfohlen, weil man dann besser einschlafe. Forscher der deutschen Dr.-Rainer-Wild-Stiftung in Heidelberg betonen: Das ist absoluter Unsinn. Wieso kommt es zu dieser Fehleinschätzung? Der Alkoholkonsum bringt fast bei jedem Menschen nach eineinhalb Stunden eine angenehme Müdigkeit, die tatsächlich vorerst das Einschlafen erleichtert. Doch das ist schon alles. Denn nur das Einschlafen wird erleichtert. Für einen gesunden Schlaf braucht man eine Abfolge von mehreren Schlafphasen. Und genau diese werden vom Alkohol massiv verhindert und gestört. Die Folge des Alkoholkonsums ist, dass sich der Schlafsuchende in der ersten Hälfte der Nacht wie im Koma befindet, er kann sich in diesem Schlaf nicht erholen und

regenerieren. Welcher Schlummertrunk tut uns in der Nacht wirklich gut? Bewährt hat sich ein Glas lauwarme Milch mit Honig oder eine Tasse Lavendelblütentee.

Andere bewährte Hausmittel

Probieren Sie doch zuerst das eine oder andere bewährte Hausmittel.
- Geben Sie nur ein paar Tropfen hochwertiges Lavendelblütenöl aus der Apotheke auf ein sauberes Taschentuch und legen Sie dieses unter das Kopfkissen.
- Lassen Sie eine Handvoll Hopfenblüten in Wasser aufkochen und dann abkühlen. Der Aufguss sollte nicht zu heiß sein. Jetzt atmen Sie die aufsteigenden Dämpfe einige Minuten lang durch die Nase ein und durch den Mund aus.
- Schälen Sie eine mittelgroße Zwiebel und schneiden Sie diese in kleine Stücke. Stellen Sie eine Schale mit den Zwiebelstücken neben das Bett. Sie atmen dann die ätherischen Öle der Zwiebel aus der Raumluft ein. Diese Rezepte können helfen, leichter ein- und durchzuschlafen.

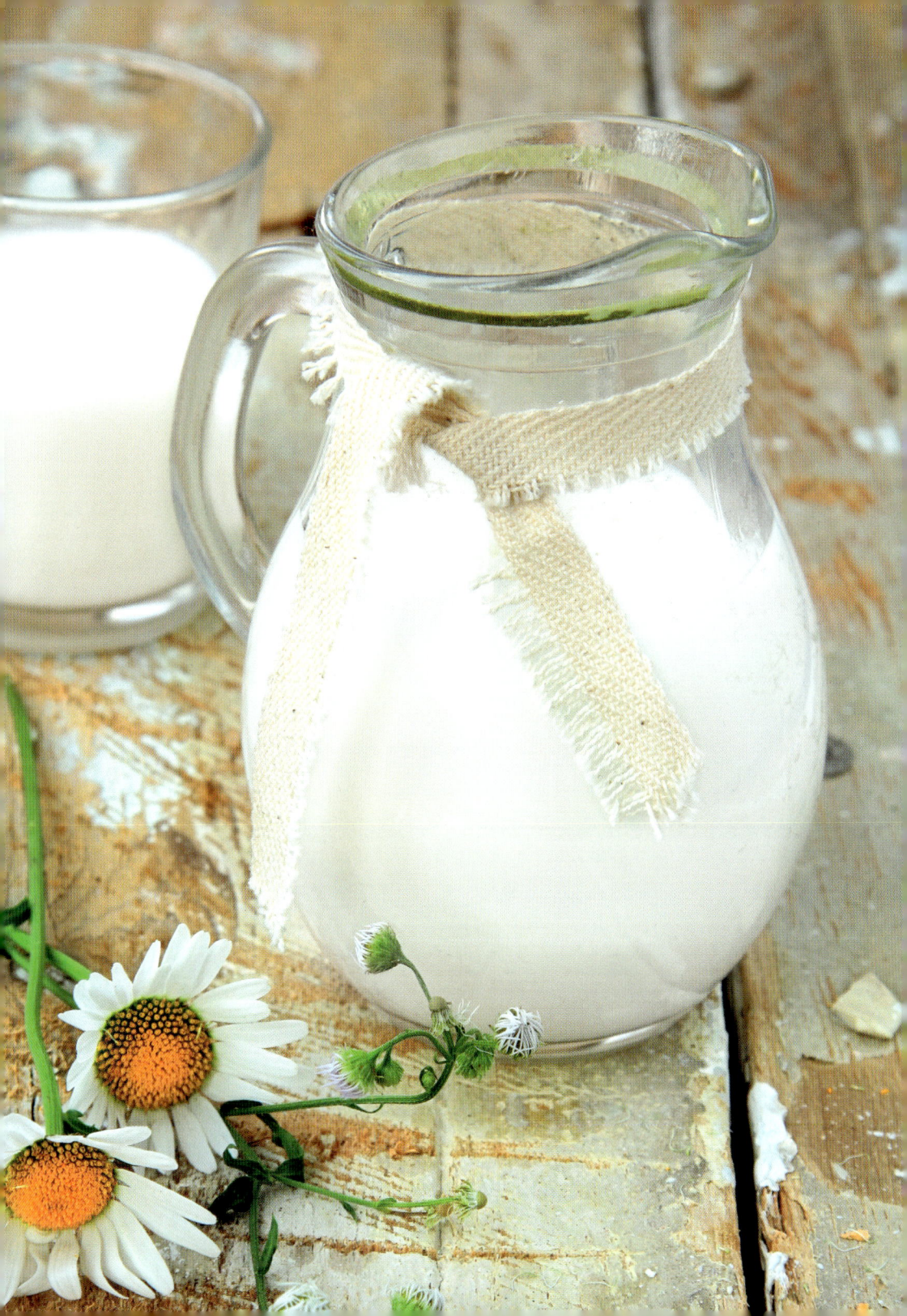

Energie gleich nach dem Aufstehen am Morgen wünschen sich viele. Es gibt natürliche Möglichkeiten, Antriebslosigkeit zu beseitigen.

Energiereiches Wasser

Vielleicht haben Sie das selbst schon erlebt: Man wird morgens wach und fühlt sich körperlich und seelisch nicht wohl. Man fühlt sich so elend, weil man keine Energie hat. Was kann man tun, wenn man das schnell ändern will? Ein altes indisches Rezept, das jeder von uns leicht anwenden kann, schafft das. Sie benötigen dazu Wasser. Sonst nichts. Kochen Sie morgens einen halben Liter Wasser etwa zehn Minuten lang. Nach der indischen Ayurveda-Medizin wird es zu einem Heilmittel, da es beim Erhitzen mit Energie angereichert und vom Körper besonders rasch aufgenommen wird. Und so verwenden Sie das heiße Wasser. Trinken Sie, nüchtern, einen Viertelliter ganz langsam in kleinsten Schlucken. Die andere Hälfte füllen Sie in eine Thermoskanne und trinken das Wasser nach und nach über den Tag verteilt; es gibt immer noch Energie ab und vertreibt die Müdigkeit.

Starke Nerven durch Vollkornreis

Haben Sie derzeit auch schwache Nerven und das Gefühl, dass Herz und Kreislauf neue Impulse benötigen? Dann sollten Sie zwei- bis dreimal pro Woche Reis essen. Reis versorgt uns mit wertvollen B-Vitaminen für starke Nerven sowie für gute Laune. Wir nehmen mit dem Reis das Anti-Stress-Mineral Magnesium auf, außerdem wertvolles pflanzliches Eiweiß und Phytosterine. Das sind Bioaktivstoffe, die einen positiven Einfluss auf den Cholesterinspiegel haben. Da Reis Nervenimpulse optimal weiterleitet, verbessert er damit auch die Reaktionsgeschwindigkeit des Menschen. Diese Vorteile kommen allerdings nur beim Genuss von Vollkornreis mit dem Silberhäutchen zum Tragen. Weißer Reis bietet diese Vorteile nicht.

Den Energiefluss in Schwung bringen: Finger kneten

Das ist einfacher als gedacht. Man muss nichts einnehmen und braucht einzig und allein beide Hände. Und so können auch Sie den Energiefluss wieder in harmonische Schwingungen versetzen.

Stellen oder setzen Sie sich entspannt hin, heben Sie die linke Hand in Brusthöhe, umfassen Sie nach und nach mit den Fingern der rechten Hand jeden Finger der linken Hand und halten Sie diesen etwa zwei Minuten fest. Danach führen Sie dieses Ritual mit den Fingern der linken Hand an der rechten Hand durch. Wichtig ist, dass Sie die Finger nicht bloß ruhig halten, sondern dabei kneten und reiben. Sie werden im Laufe dieser einfachen Übung spüren, wie plötzlich durch jeden Finger wieder neue Energie zu fließen beginnt. Es muss die Umgebung dabei nicht ruhig sein, und Sie können die Übung überall machen, selbst beim Fernsehen.

Entgiften: mit den Blättern des Apfelbaums

Im Lauf von Monaten sammeln sich im Körper des Menschen Schadstoffe, Umweltgifte und Müll aus dem körpereigenen Stoffwechselgeschehen an. Es ist daher notwendig, dass jeder im Interesse der Gesundheit der Entgiftungszentrale Leber bei ihrer Arbeit hilft. In der schönen Jahreszeit funktioniert das Ausscheiden von Giften ganz besonders gut.

Denken Sie aber nicht, dass Sie dazu umfassende, zeitaufwendige Maßnahmen ergreifen oder eine sündteure Naturmedizin aus der Apotheke kaufen müssen. Sie brauchen dazu nichts weiter als einen Apfelbaum. Und von diesem Apfelbaum pflücken Sie vorerst ein paar zarte, kleinere Blätter. Sie sollten am Morgen kurz nach der Blüte des Apfelbaumes gesammelt werden. Gut waschen, ganz klein schneiden und in den Kopfsalat mischen. Oder auf eine Scheibe Brot mit Butter streuen. Es sind die Bitterstoffe in den Blättern des Apfelbaumes, die das Entgiften des Körpers fördern.

Entscheidungen treffen, wenn man ausgeschlafen ist

Sehr oft im Leben sind schnelle und schwierige Entscheidungen zu treffen. Um das zu können, muss man im wahrsten Sinn des Wortes absolut ausgeschlafen sein. Schlafmangel beeinträchtigt die Fähigkeit, ohne lange Überlegungen richtig zu urteilen. Das haben Forscher der Universität von Texas im amerikanischen Austin herausgefunden. Freiwillige Probanden wurden eingeladen, Aufgaben zu lösen, die strategisch schnelle Entscheidungen erforderten. Die Ausgeschlafenen waren in der Lage, ganz konzentriert in kurzer Zeit eine sehr gute Lösung für ihre Aufgaben zu finden. Die Unausgeschlafenen grübelten viel zu lange und schnitten schlecht ab. Das bedeutet: Wer geistig fit und konzentriert sein möchte, braucht jede Nacht ausreichenden, ungestörten Schlaf. Ein weiterer Grund dafür ist, dass das Gehirn im Schlaf keineswegs inaktiv ist. Die Gehirnzellen wägen im Schlaf tatsächlich Pros und Kontras ab. Angst vor der Entscheidung wird im Schlaf ausgelöscht. Daher treffen viele am Tag darauf die richtige Entscheidung, wenn sie acht Stunden gut geschlafen haben und ihr Problem in eine Tiefschlafphase mitnehmen konnten.

Nach Entspannung sehnen sich nicht nur Berufstätige. Es gibt kuriose und durchaus ernst zu nehmende natürliche Möglichkeiten, sich zu erholen.

Mit den Fingergelenken knacken

Sie haben das sicher schon erlebt: Ein an und für sich netter Mitmensch sitzt Ihnen gegenüber. Und während Sie mit ihm reden, zieht er ständig an seinen Fingergelenken, die dabei knackende Geräusche von sich geben. Oft ist das eine unbewusste Handlung. Für die Mitwelt eine Zumutung. Und man fragt sich: Ist das Knacken mit den Fingergelenken eigentlich gesundheitsschädlich? Nein. Das ist es nicht. Es konnte nie nachgewiesen werden, dass dieses Knacken die Gelenke belasten, Arthrose und Rheuma verursachen könnte. Es ist eher ein unangenehmer Tick. Was steckt nun wirklich dahinter? Es sind winzig kleine CO_2-Bläschen, die sich an den Gelenken bilden und bei bestimmten Bewegungen zerplatzen. Und wissen Sie, warum manche Leute so gern mit den Fingern knacken? Weil Sie sich dabei ganz wunderbar entspannen können.

Kurze Atemübungen beruhigen

Wer zu viele Verpflichtungen hat und alles gleichzeitig erledigen will, schadet seiner Gesundheit. Man kann nur gute Leistungen erbringen, wenn man sich einer Aufgabe nach der anderen widmet. Es gibt einen Spruch aus dem Mittelalter: »Wenn ein Mönch betet, dann betet er. Wenn er isst, dann isst er …!«

Wichtig ist, dass man zwischen den einzelnen Aufgaben eine kurze, kreative Pause macht. Das schafft man am besten mit einer einfachen Atemtherapie. Man muss dem meist viel zu raschen Atemrhythmus ein langsameres Tempo geben. Fünf bis sechs Atemzüge pro Minute sind ideal. Man kann das überall trainieren. Gehen Sie einen Flur entlang und bemühen Sie sich, sechs Schritte lang auszuatmen und dann sechs Schritte lang einzuatmen. Oder, wenn Sie am Schreibtisch sitzen: Lehnen Sie sich zurück, halten Sie den Kopf leicht gesenkt. Jetzt atmen Sie aus und zählen dabei im Geist bis fünf. Danach atmen Sie ein und zählen wieder bis fünf. Sie werden feststellen, dass Sie plötzlich neue Kraft haben, um weiterzuarbeiten. Aber bitte: Eins nach dem anderen …

Erhöhten Blutdruck durch Faulsein senken

Unter einer Therapie versteht man eine medizinische Behandlung zur Heilung oder Verbesserung einer gesundheitlichen Störung. Dazu gehören Injektionen, Medikamente, Bestrahlungen, Einreibungen und vieles andere mehr.

Können Sie sich vorstellen, dass auch Faulenzen als Therapie gelten kann? Das ist tatsächlich der Fall. Forscher der Berkeley-Universität in den USA empfehlen Faulsein als ernst zu nehmende Behandlungsform bei erhöhtem Blutdruck, der noch nicht medikamentös behandelt werden muss. Vor allem sollten die Patienten oft faulenzen, die bei jeder Aufregung sofort hohen Blutdruck bekommen und ein hohes Risiko für einen Herzinfarkt entwickeln. Sie sollten sich mehrmals am Tag hinlegen, in einen Park setzen, ein lauwarmes Bad genießen, gar nichts tun, selbst wenn die berufliche Karriere darunter leiden könnte. Außerdem sollten Patienten mit erhöhtem Blutdruck jeden Tag ein Glas Rote-Beete-Saft trinken.

Erkältete Gäste: So können Sie vorbeugen.

Während der Feiertage muss man damit rechnen, dass unter den eingeladenen auch erkältete Gäste sind, die hustend, schniefend und niesend dasitzen und jede Menge Viren und Bakterien verteilen. Das ist unangenehm, aber man kann sie ja nicht wieder nach Hause schicken. Doch wie schützt man sich vor einer Ansteckung? Nutzen Sie ein Naturrezept, das ganz einfach anzuwenden ist. Am besten, wenn die Gäste noch da sind. Holen Sie aus der Hausapotheke eine Handvoll Watte und befeuchten Sie diese. Dann drücken Sie den Wattebausch etwas aus und legen ihn auf einen Teller. Darauf träufeln Sie etwa fünf bis sieben Tropfen Eukalyptusöl aus der Apotheke, aus der Drogerie oder dem Reformhaus. Die aufsteigenden ätherischen Dämpfe des Öls desinfizieren die Raumluft und senken auf diese Weise das Risiko für eine Erkältungsinfektion. Außerdem ist das eine Wohltat für die Atemwege aller Anwesenden.

Schutz vor Erkältungen: Reiben Sie oft die Nase!

Es ist ärgerlich, wenn man bereits im Herbst erkältet ist. Daher sollte jeder von uns die Immunkraft stärken. Nutzen Sie einen ganz einfachen und höchst wirksamen Trick aus der Traditionellen Chinesischen Medizin, mit dem man sich vor einem Schnupfen schützen kann. Stellen Sie sich mehrmals am Tag entspannt und locker hin und reiben Sie

einige Minuten lang mit den Zeigefingern die Nasenflügel, auf und ab. Genau in diesen Hautbezirken der Nase sitzen Energiepunkte, die über Energiebahnen Einfluss auf die Thymusdrüse hinter dem Brustbein haben. Die Thymusdrüse ist ein wichtiges Zentrum für die Immunkraft des Körpers. Daher werden mit dem Reiben der Nasenflügel die Abwehrkräfte aktiviert. Zusätzlich raten Ärzte der Yale-Universität in den USA: Halten Sie die Nase warm. Wenn die Nase kalt ist, kann das Immunsystem viel schwerer Erkältungsviren abwehren, weil die sich in einer kalten Nase sehr wohlfühlen.

Erschöpfung und Müdigkeit durch Hitze und stundenlange Arbeit am Computer können mit verblüffend einfachen Mitteln behoben werden.

Bei großer Hitze hilft Riechsalz

Jeder hat das schon einmal oder gar mehrmals erlebt. Es ist heiß, die Sonne schickt ihre Strahlen von einem azurblauen Himmel. Die Folge: Man ist total erschöpft und fühlt sich nicht wohl.

Wissen Sie, wie man in so einer Situation rasch wieder fit wird und besser mit der Hitze umgehen kann? Man nutzt Urgroßmutters uraltes Hausmittel: das Fläschchen mit Riechsalz. Das können Sie nicht kaufen. Das müssen Sie selbst zubereiten. Sie brauchen dafür ein paar frische Eberrauteblätter aus der Apotheke. Die werden gut gewaschen und in einem verschließbaren Einmachglas abwechselnd mit Meersalz eingeschichtet. Eine Lage Eberrauteblätter, eine Lage Meersalz. Im Laufe von 14 Tagen hat das Salz die ätherischen Öle der Heilpflanze aufgenommen. Füllen Sie das angereicherte Salz in ein kleines braunes Fläschchen und schnuppern Sie an heißen Tagen immer wieder daran. Sie werde sich gleich frischer fühlen.

Originell und hilfreich: Zehn Rosinen geben neue Kraft

Man sitzt viele Stunden am Computer, muss konzentriert geistig arbeiten und hofft, dass man durchhält. Doch man schafft es nicht, fühlt sich plötzlich müde und ausgebrannt. Doch man muss durchhalten. Geben Sie nicht auf. Es gibt Hilfe aus der Natur. Sie sollten für so eine Situation immer eine Portion Rosinen dabeihaben. Nehmen Sie zehn Rosinen nach und nach in den Mund und kauen Sie diese intensiv, damit bereits die Mundschleimhäute einen Teil der Inhaltsstoffe aufnehmen können. Diese zehn Rosinen verleihen neue Energie und Denkkraft. Die Mineralstoffe und Spurenelemente sowie der natürliche Zuckergehalt der getrockneten Weintrauben versorgen Sie in erstaunlich kurzer Zeit mit der nötigen geistigen Fitness. Das gilt übrigens auch für die körperliche Kraft. Wenn Sie bei schönem Wetter wandern gehen, sollten Sie eine Box mit Rosinen gegen erlahmende Kraft dabeihaben.

Fahrrad fahren schützt vor Alzheimer.

Solange es das Wetter zulässt, sollten wir Fahrrad fahren. Wenn man regelmäßig in die Pedale tritt, kann man sich bestens vom Alltagsstress erholen. Die Verdauung wird verbessert, Herz und Kreislauf werden gestärkt. Auf dem Rad werden alle Gelenke bewegt, ohne sie zu belasten, da man bequem im Sattel sitzt. Nun kommt eine sensationelle Meldung aus der britischen Universität von Southampton. Wissenschaftler haben dort beobachtet, dass Menschen ab 50 durch regelmäßiges Radeln das Risiko für die gefürchtete Alzheimererkrankung um bis zu 40 Prozent senken konnten. Im Rahmen der Studie wurde auch nachgewiesen, dass Menschen über 50, die häufig Infektionen bekommen oder ein schwaches Herz haben, mit zunehmendem Alter einen schnelleren geistigen Verfall erleben. Radfahren schützt, weil es das Herz stärkt, die Immunkraft aufbaut und das Gehirn mit reichlich Sauerstoff versorgt.

Falten im Gesicht zeigen deutlich, dass man älter wird. Und das stört vor allem Frauen. Den Vorgang können einfache wie ungewöhnliche Mittel aufhalten.

Eine Gurkenmaske anwenden

Die Inhaltsstoffe der Gurken sind ein wichtiger Beitrag für die Gesundheit und Schönheit. Sie bestehen zu 95 Prozent aus Wasser und sind daher in der warmen Jahreszeit wunderbare Durstlöscher. Sie sind reich an Enzymen, Vitaminen, Mineralstoffen und Spurenelementen. All diese Substanzen sind optimal in der Gurkenflüssigkeit gelöst und werden daher vom Organismus rasch aufgenommen. Deshalb ist es sinnvoll, die viel belächelte Gurkenmaske anzuwenden. Wer die saftigen dünnen Gurkenräder auf dem Gesicht verteilt und dort 10 bis 15 Minuten einwirken lässt, sorgt dafür, dass die Hautzellen über die Poren das Gurkenwasser gierig aufsaugen und die wertvollen Nährstoffe aufnehmen. Und die bremsen die Faltenbildung, halten den Teint elastisch und jung.

Faltenkiller: Kaugummi und kaltes Wasser

Ein kurioses Naturlifting, das vor etwa 20 Jahren in Hollywood erfunden wurde, ist nichts anderes als ein Kaugummi und eiskaltes Wasser. Jeder kann diese Verjüngungskur durchführen, kann sich das finanziell leisten. Und so wird es gemacht: Man muss eine Zeitlang unentwegt und exzessiv zuckerfreien Kaugummi kauen. Auf diese Weise wird die Spannung der Gesichtsmuskeln aufrechterhalten.

Die Haut über diesen Muskeln bleibt oder wird straff. Zusätzlich muss man das Gesicht – am besten morgens und abends – zehnmal in eiskaltes Wasser tauchen.

Ferienerholung verlängern mit ein paar einfachen Tricks

Wer aus den Ferien zurückkommt, der möchte sich die Erholung so lange wie möglich erhalten. Es gibt ein paar einfache Tricks, wie man das am besten schafft: Wenn Sie im Urlaub regelmäßig Sport gemacht haben, dann sollten Sie genau diese Sportart – zumindest an einigen Wochenenden – weiter betreiben. Halten Sie die Erinnerung an köstliche Mahlzeiten am Urlaubsort aufrecht und gehen Sie öfters in ein italienisches, spanisches oder indisches Restaurant, wenn Sie in dem Land Ferien gemacht haben. Stellen Sie einen Talisman, den Sie mitgebracht haben, zu Hause oder am Arbeitsplatz auf. Schauen Sie ihn mehrmals am Tag an und denken Sie an schöne Erlebnisse, die Sie hatten. Erzählen Sie Freunden oder Kollegen von Ihren Ferien. Und wenn Sie grollen, weil Sie arbeiten müssen, wo Sie doch so gern länger am Urlaubsort geblieben wären, dann denken Sie daran: Die Arbeit macht es möglich, dass Sie im nächsten Jahr wieder wunderbare Ferien genießen können.

Fieber, auch hohes, ganz natürlich senken

Wenn jemand mitten im Winter von einem Erkältungsinfekt ereilt wird, dann kann Fieber sehr hilfreich sein, denn es hilft dem Körper, die feindlichen Viren zu bekämpfen, und ist deshalb ein wichtiger Partner für den Patienten. Allerdings sollte es nicht unbegrenzt steigen. Vor allem Patienten mit Herz-Kreislauf-Problemen sollten zu hohes Fieber nicht ertragen müssen. In diesem Fall werden vom Arzt fiebersenkende Mittel eingesetzt. Davon gibt es viele. Dieses hier ist aber wohl das kurioseste: das fiebersenkende Knoblauch-Honig-Brot. Bestreichen Sie eine Scheibe helles Brot mit Butter und darüber eine Schicht Honig, der schon ein wenig kristallisiert sein sollte. Jetzt verteilen Sie auf dem Honig zwei frische geschälte, in Scheiben geschnittene Knoblauchzehen. Der Knoblauch wirkt antiviral, antibakteriell und stärkt das Immunsystem. Der Honig wirkt fiebersenkend. Eine wohlschmeckende Naturarznei.

Fingernägel verlieren durch Gartenarbeit oder Wohnungsputz ihren Glanz. Es gibt viele Möglichkeiten, ihre Schönheit wiederherzustellen.

Bienenwachs verhilft zu neuem Glanz

Viele, die in den Sommermonaten mit Begeisterung im Garten gearbeitet, dabei ständig mit Erde und Wasser zu tun hatten, klagen im Herbst über ein kosmetisches Problem. Die Fingernägel haben ihren Glanz verloren, sind brüchig, sehen hässlich und ungepflegt aus. Es gibt ein altes Hausmittel, das unsere Urgroßmütter mit Erfolg angewendet haben. Kaufen Sie in der Drogerie, in der Apotheke, im Reformhaus oder direkt beim Imker ein Stück Bienenwachs. Sie brauchen nur ein etwas walnussgroßes Stück. Kneten Sie das mehrmals am Tag mit beiden Händen kräftig durch. Mit der Zeit bekommt das Wachsstück eine geschmeidige und weiche Konsistenz. Achten Sie darauf, dass das Bienenwachs beim Kneten intensiv mit den Fingernägeln in Berührung kommt. Massieren Sie es direkt in die Nägel ein. Nach und nach bekommen sie wieder ihren natürlichen, gesunden Glanz.

Eine Zwiebelkur macht Nägel fester

Wissen Sie, dass Küchenhilfen in einer Großküche, die viele Stunden am Tag Zwiebeln schneiden, extrem gesunde, feste Fingernägel haben? Und wissen Sie, woran das liegt? Am Saft der Zwiebel, der randvoll mit Mineralstoffen, Vitaminen und ätherischen Ölen ist. Wer schwache, brüchige Fingernägel hat, der sollte als Naturarznei eine Zwiebel verwenden. Die äußere Schale entfernen, die Zwiebel in zwei Hälften schneiden und dann zehn Minuten lang die Fingernägel mit den Schnittstellen massieren und die Nägel zwischendurch immer wieder in die Zwiebel hineingraben. Wenn Sie das eine längere Zeit täglich machen, werden Sie feststellen, dass die Fingernägel schöner, elastischer und fester werden. Sie können eine Zwiebel auch pressen, den Saft in zwei Schälchen gießen und während des Fernsehens die Fingernägel einige Zeit darin baden.

Hirse macht die Nägel gesund und schön

Brüchige Fingernägel, egal, wodurch sie entstanden sind, lassen sich wieder reparieren, und zwar durch eine gesunde Ernährung mit Hirse. Bauen Sie für einige Zeit drei- bis viermal pro Woche Hirse in den Speiseplan ein. Essen Sie Hirseflocken in der Suppe, bereiten Sie Hirseauflauf, Hirsebrei oder Hirsefrikadellen zu. Oder dämpfen Sie Hirse wie Reis und mischen Sie gedämpfte grüne Erbsen dazu. Man nennt das Hirse-Bisi. Das ist eine wohlschmeckende Beilage, die obendrein appetitanregend aussieht. Hirse ist reich am Spurenelement Silicium, das dafür sorgt, dass die Fingernägel wieder gesund und attraktiv werden.

Fit zu bleiben oder fit zu werden ist weniger aufwendig, als viele denken. Meine Vorschläge helfen Ihnen, beweglich zu bleiben, Muskeln zu stärken und weniger schnell zu altern.

So bleiben Sie auch im Alter fit

»Ich möchte so jung wie möglich sterben. Aber das so spät wie möglich!«

Die Worte stammen von Prof. Dr. John Weisburger, dem ehemaligen Präsidenten der amerikanischen Herzgesellschaft. Er hat damit sehr anschaulich ausgedrückt, dass wir nur dann, wenn wir geistig und körperlich fit bleiben, die reifen Jahre genießen können. Das darf man aber nicht dem Zufall überlassen. Dafür muss man etwas tun.

- Gehen Sie bei der täglichen Nahrung sparsam mit tierischen Fetten um. Geben Sie Pflanzenölen wie Olivenöl oder Rapsöl den Vorzug.
- Besonders wichtig fürs Jungbleiben sind die Omega-3-Fettsäuren aus dem Fisch.
- Wichtig fürs Jungbleiben ist Knoblauch. Er hält unsere Blutgefäße elastisch, senkt einen zu hohen Cholesterinspiegel. Dafür sollten schon drei Zehen pro Tag konsumiert werden. Am Institut für Herz-Kreislauf-Forschung in Mainz hat man nachgewiesen: Knoblauchkonsumenten haben im Alter um sieben bis zehn Jahre jüngere Gefäße.
- Auch Freizeitsport bremst das Altern. Man sollte dabei aber nicht übertreiben. Wer sich bewegt, bildet im Körper Beta-Endorphin, ein Glückshormon, das jung hält. Beginnen Sie den

Tag mit kleinen Gymnastikübungen. Gleich nach dem Aufstehen sollten Sie bis zu 50-mal auf den Zehen auf und ab wippen, ein paar Kniebeugen machen.

- Ebenfalls wichtig ist geistiges Training: Kreuzworträtsel lösen, Gedichte auswendig lernen, Kopfrechnen, Fremdsprachen büffeln. Wer beim Eintritt in den Ruhestand drei Wochen lang geistig nicht aktiv ist, bei dem sinkt der Intelligenzquotient bereits um 20 Punkte.

Neue Kraft durch ein abendliches Rosmarinbad

Sie kommen abends nach Hause, haben den ganzen Tag viel gearbeitet, sind hundemüde und haben im Grunde genommen nur eines im Sinn: Sie wollen fernsehen oder schlafen gehen. Doch Freunde oder Bekannte wollen mit Ihnen ausgehen, den Abend genießen. Was tun? Sie brauchen ein Zaubermittel, das Sie schnell wieder fit macht. Und das ist das Küchen- und Heilkraut Rosmarin. So holen Sie sich damit neue Kraft: 50 Gramm getrocknete Rosmarinnadeln in einem Liter Wasser aufkochen

und dann zugedeckt 25 Minuten ziehen lassen. Danach durchseihen. Der Sud wird in das Badewasser gegossen, das eine Temperatur von 38 Grad haben sollte. Nun steigen Sie in die Wanne und genießen das Bad 20 Minuten lang. Danach kurz abduschen, abtrocknen und im kuscheligen Bademantel eine Stunde lang im Bett nachdampfen. Das macht fit und sorgt für Wohlbefinden.

Fit werden für den Sommer

Um für den Sommer fit zu sein, gibt es ganz einfache Maßnahmen. Trinken Sie zu jeder vollen Stunde ein Glas Wasser. Dadurch fließt das Blut flott durch die Adern, das ist wichtig für die allgemeine Vitalität. Gehen Sie an jedem Wochenende hinaus in die Natur und erleben Sie mit Genuss, wie rundum alles grünt und blüht. Lassen Sie die Sonne auf Gesicht, Schultern, Arme und Beine scheinen. 15 Minuten am Tag. Dadurch kann vom Körper das lebenswichtige Vitamin D erzeugt werden, das uns vor Osteoporose, Diabetes, Bluthochdruck und schlechter Laune schützt. Widmen Sie sich – so oft wie möglich –, dem Schwimmen. Das ist gut für Herz und Kreislauf und stärkt die Atemwege. Außerdem wird der Körper straffer, und die Bewegung im Wasser fordert und aktiviert alle Muskeln des Körpers. Schwingen Sie sich am Wochenende aufs Fahrrad und treten Sie fest in die Pedale. Das alles macht Sie sommerfit.

Einfache Fitnessübungen für notorische Sportmuffel

Sie waren noch nie in einem Fitnessstudio und haben auch in Zukunft nicht die Absicht, dahin zu gehen? Sie treiben auch sonst keinen Sport, sind sozusagen ein Sportmuffel? Es gibt einfache Übungen, die man überall zwischendurch ohne große Anstrengung durchführen kann und die doch ihren Zweck erfüllen: Man bleibt schlank, vital und beweglich. Und das verleiht ein unwahrscheinliches Wohlbefinden.

- Während Sie im Supermarkt an der Kasse stehen müssen oder auf den Bus oder die Trambahn warten, heben und senken Sie die Fersen 30- bis 50-mal.
- Spannen Sie die Pobacken an und lockern Sie sich gleich wieder. 20-mal.
- Ziehen Sie im Stehen oder im Sitzen den Bauch ein und lassen Sie ihn wie-

der los. Man nennt das Bauchschnellen. Alle drei Übungen helfen beim Schlankbleiben, Schlankwerden und fördern eine gute Figur.

Das beste Fitnessprogramm: morgens Wasser trinken

Wenn Sie morgens nicht in Schwung kommen, dann sollten Sie nicht duschen, sondern als erste Maßnahme Ihren Kreislauf und den Stoffwechsel mit dem nötigen Sprit versorgen. Und das ist Wasser. Trinken Sie auf nüchternen Magen zwei Gläser Wasser in kleinen Schlucken. Also nicht einfach austrinken. Diese Wasserkur vor dem Frühstück hat viele Vorteile: Der Kreislauf kommt in Schwung, weil das Blut flott durch die Adern gepumpt wird und den Körper optimal mit Nährstoffen sowie mit Sauerstoff versorgt. Das Wassertrinken nach dem Aufwachen hat noch einen weiteren Vorteil: Nieren, Blase und Leber werden gründlich durchgespült und von etwaigen Schadstoffen befreit, die sich über Nacht angesammelt haben. Diese einfache, sehr wirksame Entgiftungsaktion kann Wunder wirken.

Fleisch und Brot: eine geniale Kombination

Sicher haben Sie auch manchmal noch gebratenes Fleisch im Kühlschrank. Die Frage ist nun: aufwärmen oder kalt essen? Entscheiden Sie sich für die kalte Variante und legen Sie die Fleischstücke auf Brotscheiben. Das ist nicht nur praktisch, sondern eine geniale Kombination. Wer Fleisch mit Brot isst, der verbessert die Eiweißverdauung. Und je besser Fleischeiweiß aufgeschlossen wird, desto wertvoller ist es für die Gesundheit. Und alle Vitamine, Spurenelemente und Mineralstoffe können optimal genutzt werden. Diese Arbeit rund um die Fleischverdauung leisten die fleißigen Milchsäurebakterien aus dem Brot. Sie sorgen auch dafür, dass es im Darm nicht zu Völlegefühl und Blähungen kommt, weil diese etwaige Gärungen und Fäulnisprozesse unterbinden. Und dazu kommt noch, dass Fleisch mit Brot wunderbar schmeckt.

Freizeit – Lesen sorgt für die beste Erholung.

Menschen, die Arbeit haben und dabei Erfolge erzielen, wollen sich in ihrer Freizeit optimal erholen. Die Sozialwissenschaftlerin Prof. Dr. Felicity Callard von der Durham-Universität in England wollte wissen: Was sind die beliebtesten Tätigkeiten von Männern und Frauen für Entspannung und Erholung? Sie interviewte dazu 18000 Menschen aus 134 Ländern. Das Ergebnis dieser Megaumfrage brachte die Wissenschaftlerin zum Staunen. Deutlich an erster Stelle der erholsamsten Freizeittätigkeiten steht das Lesen. Die meisten schätzen am Lesen die Kreativität, die Förderung der Vorstellungskraft. Gleich danach folgt der Wunsch, in der Natur zu sein, im Grünen zu sitzen oder spazieren zu gehen. Musik hören steht an dritter Stelle und gleich danach: einfach gar nichts tun!

Frühjahrsmüdigkeit lässt sich vertreiben.

Ein Haferbad macht frisch

Viele von uns leiden alle Jahre wieder unter der Frühjahrsmüdigkeit. Sie fühlen sich erschöpft, würden am liebsten nur schlafen. Erfreulicherweise gibt es viele Rezepte gegen Frühjahrsmüdigkeit, und eines aus der europäischen

Klostermedizin hat sich besonders bewährt. Es ist das Wannenbad mit dem Vollwertgetreide Hafer. Ein Kilo ganze Haferkörner werden in einer Getreidemühle grob gemahlen oder in einem Mörser zerstoßen. Dann füllt man damit ein Stoffsäckchen, legt es in die leere Badewanne und lässt vorerst etwas heißes Wasser ein und den Hafer 15 Minuten ziehen. Erst dann die Wanne volllaufen lassen, bis eine angenehm warme Badetemperatur erreicht ist. In dieser Haferbrühe wird einige Minuten lang gebadet, danach trocknet man sich ab und legt sich im Bademantel für eine Stunde ins Bett, zum Nachdampfen und Ausruhen. Das gibt neue Frühlingskraft.

Kleine Übungen, um frühlingsfit zu werden

Es gibt kleine, einfache Übungen, mit denen man sich binnen weniger Minuten frühlingsfit machen kann. Gähnen Sie fünfmal intensiv nacheinander. Das entspannt die Bauchmuskulatur. Stellen Sie sich mehrmals am Tag ans offene Fenster, strecken Sie beide Arme weit in die Höhe, halten Sie in dieser Position ganz kurz inne und lassen Sie dann die Arme fallen. Machen Sie das zehnmal. Das löst Verspannungen im Rücken. Kneten Sie mit Zeigefinger und Daumen der rechten Hand den äußeren Rand des rechten Ohres und das rechte Ohrläppchen. Danach machen Sie das mit Zeigefinger und Daumen der linken Hand am linken Ohr. Das steigert tatsächlich die geistige Fitness.

Das Frühstück tut dem Herzen gut.

Gehören Sie zu denjenigen, die sich am Morgen keine Zeit für ein ausführliches und gemütliches Frühstück nehmen? Das ist nicht gut. Sie schaden mit dieser schlechten Angewohnheit ganz massiv Ihrer Gesundheit. Daher sollten Sie ab sofort und täglich ein Frühstück genießen. Amerikanische Wissenschaftler haben dazu mehrere Studien ausgewertet. Das Ergebnis: Wer das Frühstück jeden Morgen zelebriert, senkt das Risiko für eine Herz-Kreislauf-Erkrankung wie Herzinfarkt und Schlaganfall. Wer jeden Morgen eine Mahlzeit einnimmt, hat überwiegend gesunde Cholesterin- und Blutdruckwerte. Auch die Gefahr für Übergewicht und Diabetes Typ 2 ist gering, denn ein gutes Frühstück reguliert vorbildlich den Zuckerstoffwechsel. Wer sich morgens Zeit fürs Essen nimmt, ist den ganzen Tag leistungsfähiger und geht mit besserer Laune und seelischer Harmonie an die Arbeit. Ihr Herz dankt es Ihnen, wenn Sie vom Frühstücksmuffel zum Genießer werden.

Fettreserven am Po besser als am Bauch

An welchen Körperstellen haben Sie denn Ihre Fettpolster? Haben Sie einen dicken Bauch und Fettrollen an den Hüften? Oder sind die Fettreserven bei Ihnen eher am Po und an den Oberschenkeln? Das ist keineswegs egal. Für all jene, die ihr Fett am Po und an den Oberschenkeln mit sich herumtragen, gibt es eine gute Nachricht. Im Rahmen einer Studie an der britischen Universität Oxford hat ein Wissenschaftlerteam unter Prof. Dr. Konstantinos Manolopoulos bewiesen, dass das Fettgewebe an Po und Oberschenkeln Fettsäuren langfristig einlagert. Sie bleiben dort und richten im übrigen Körper keinen Schaden an. Im Gegenteil: In diesem Fettgewebe werden Hormone produziert, die vor

Diabetes schützen können. Hingegen ist das Fett an Bauch und Hüften gefährlich. Die Fettsäuren aus dem Gewebe werden bei körperlicher Anstrengung durch den Körper transportiert, können sich in Leber oder Muskeln einlagern. Damit steigt das Risiko für Diabetes und Herzkrankheiten.

Kaum ein Körperteil wird so beansprucht wie unsere Füße. Man sollte alles dafür tun, damit sie gehfreudig und belastbar bleiben.

Sie brauchen eine Schuhpause und einen Schuhwechsel

Haben Sie schon einmal darüber nachgedacht, wie viele Stunden am Tag Ihre Füße in Schuhen stecken? Das ist nicht gut. Wer viel auf den Beinen ist, sollte am Tag mehrmals die Schuhe wechseln, wenn das möglich ist. Denn das hat viele Vorteile: Man vermeidet Fehlstellungen der Füße und gibt den Gehwerkzeugen Zeit und Gelegenheit zum Auslüften. Außerdem werden durch den Wechsel der Schuhe die Fuß- und Beinmuskeln trainiert und gestärkt, weil sie sich mehrmals am Tag auf das Leder und die Form der anderen Schuhe einstellen müssen. Der Vorteil ist auch, dass die zuvor getragenen Schuhe wieder gut durchlüftet und trocken werden. Orthopäden und Sportmediziner betonen, dass man auf diese Weise vielen Fußerkrankungen vorbeugen kann. Ebenso wichtig ist es, dass die Füße eine Schuhpause bekommen und man barfuß läuft.

Kalte Füße? Der Igelball kann helfen

Schuld an kalten Füßen ist in den meisten Fällen eine mangelnde Durchblutung. Das kann, wenn man nichts dagegen unternimmt, zu Unterleibsbeschwerden, Kopfschmerzen und Blasenproblemen führen. Dagegen gibt es ein Naturrezept, das man regelmäßig anwenden kann, auch wenn man wenig Zeit hat. Gönnen Sie Ihren Fußsohlen mindestens einmal täglich eine Spezialmassage mit einem Igelball. Das ist ein weicher tennisballgroßer Ball mit igelähnlichen Stacheln, die aber nicht wehtun. Sie sollten jeden Abend zehn Minuten lang die Fußsohlen auf diesem Ball hin und her rollen. Das machen Sie

am besten beim Fernsehen. Sie werden bald merken, dass Ihre Füße richtig warm werden.

Auch ein Apfelessigfußbad und eine Arnikatinktur wärmen die Füße

Wer etwa eine Stunde mit kalten Füßen umherläuft, bei dem sinkt die Temperatur in den Mund- und Rachenschleimhäuten um etwa zwei Grad. Das ist eine kleine Klimakatastrophe für den Körper. Die Schleimhäute sind dann schlecht durchblutet, trocknen aus und werden zu Tummelplätzen für Viren und Bakterien. Also muss man rasch etwas gegen die kalten Füße unternehmen. Dafür gibt es ein bewährtes Rezept. Nehmen Sie morgens und abends für etwa zehn Minuten ein sehr warmes Fußbad. Gießen Sie fünf bis sechs Liter sehr warmes Wasser, so wie Sie es vertragen, in eine Fußbadewanne und verrühren Sie darin einen Achtelliter Apfelessig. Stellen Sie die Füße ins Wasser und bewegen Sie dabei ständig die Zehen. Nach den zehn Minuten trocknen Sie die Füße gut ab und reiben sie mit Arnikatinktur aus der Apotheke ein.

Tägliche Massagen sorgen fürs Wohlgefühl

Gegen kalte, schlecht durchblutete und müde Füße können Sie etwas tun, damit Sie sich wieder wohl fühlen. Eine tägliche Massage ist ein Mittel dagegen. Setzen Sie sich bequem hin, halten Sie den rechten Fuß mit einer Hand und streichen Sie mit den Fingern oder der Handfläche der anderen Hand fest über die Fußsohlen, von den Zehen in Richtung Ferse und dann am Fußgewölbe entlang. Danach kneten Sie den Fuß intensiv mit den Fingerspitzen. Drücken Sie dabei von unten her gegen die Fußsohle und gegen die Innenseite des Fußes. Reiben Sie danach den inneren und den äußeren Knöchel. Dann wird der linke Fuß ebenso behandelt. Abschließend können Sie auch noch ein Fußbad nehmen, wie im Beitrag zuvor genauer beschrieben.

Fußmuskeln stärken durch Barfußgehen

Wer mit gesunden Füßen durchs Leben gehen will, sollte, so oft Gelegenheit dazu ist, barfuß gehen, ob durch Sand oder durch das Gras einer Wiese. Beim Gehen ohne Schuhe werden die Fußmuskeln gekräftigt und das Fußgewölbe kann sich aufrichten. Außerdem fördert das Barfußgehen eine aufrechte Körperhaltung und verbessert den Gleichgewichtssinn. Eine andere Möglichkeit: Machen Sie mit Ihren Füßen ein Geschicklichkeitstraining. Besonders wichtig sind Greifübungen. Versuchen Sie, nur mit den Zehen immer wieder ein Tuch aufzuheben und wieder fallen zu lassen. Oder greifen Sie mit den Zehen nach einem Kieselstein und legen Sie diesen in eine Schachtel. Gut wäre es, wenn Sie das mit zehn Steinen hintereinander schaffen. Zur Belohnung gibt es eine leichte Übung: Rollen Sie unter den Fußsohlen einen Tennisball hin und her.

Fußschmerzen schnell mit Kälte lindern

Als Folge von zu engen Schuhen, zu langem Stehen und Gehen tun die Füße richtig weh und sind oft auch geschwollen. Entweder sitzt der Schmerz hinter oder unter der Ferse, am Knöchel oder an der Fußsohle. Jeder Schritt wird zur Qual. Man kann nicht richtig auftreten. Es wäre nicht sinnvoll, in dieser Situation zu einer Schmerztablette zu greifen. Es gibt nämlich eine ganz einfache Naturarznei, die jeder hat. Entnehmen Sie dem Tiefkühlfach einen Eiswürfel. Setzen Sie sich entspannt hin, ziehen Sie Schuhe und Strümpfe aus und massieren Sie die schmerzenden Stellen an den Füßen mit dem Eiswürfel. Aber bitte immer nur für zwei Minuten und dann eine Pause machen, damit die Füße nicht zu kalt werden. Sehr bald werden Sie die schmerzstillende Wirkung spüren.

Gähnen macht geistig aktiv.

Finden Sie es störend, wenn jemand in Ihrer Gegenwart herzhaft gähnt? Das ist ungerecht. Gähnen ist wichtig für unsere geistige und körperliche Fitness. Gähnen ist kein Zeichen von Langeweile und Unhöflichkeit, wie viele denken. Gähnen, das nachweislich ansteckend wirkt, ist auch kein Beweis für einen Sauerstoffmangel. An der Universität von New York hat man herausgefunden: Wir gähnen, damit wir unser Gehirn abkühlen, und das ist für die geistige Aktivität wichtig. Das Einatmen von frischer Luft reguliert den Temperaturhaushalt der grauen Zellen. Damit wird die Auf-

merksamkeit gesteigert. In Asien gibt es Gurus, die in speziellen Seminaren den Menschen zeigen, wie man am besten gähnt, damit man sich den ganzen Tag wohlfühlt und leistungsfähiger bleibt. Probieren Sie es aus. Wenn Sie morgens wach werden, bleiben Sie noch ein paar Minuten im Bett liegen, dehnen und strecken sich, setzen sich dann auf und gähnen laut mit weit geöffnetem Mund und geschlossenen Augen. Sie werden feststellen, dass Sie danach mit viel mehr Kraft und besserer Laune in den neuen Tag gehen.

Gänseblümchen, Veilchen & Co. sind essbar und reich an ätherischen Ölen.

Duftende Veilchen und zauberhafte Gänseblümchen sind nicht nur wunderschön anzuschauen. Man kann sie auch essen. Veilchen sind reich an ätherischen Ölen, Bitterstoffen, Alkaloiden, Chlorophyll und Zink. Streuen Sie die zarten Blüten auf Blatt- oder Obstsalate. Veilchenblütentee, mit wenig Honig gesüßt, hilft gegen Kopfschmerz, Migräne, Nervosität, Husten und bei Schlafproblemen. Die Blütenköpfe der

63

Gänseblümchen enthalten Bitter- und Gerbstoffe, ätherische Öle, Säuren und Schleimstoffe. Die Blütenköpfe schmecken gut auf Blattsalaten oder Kartoffelsalat. Wunderbar ist die Kombination mit zarten Löwenzahnblättern. Man kann auch Sandwiches mit Veilchenblüten und Gänseblümchen bestreuen und Aufsehen bei Gästen erregen. Der Tee aus getrockneten Gänseblümchen wirkt blutreinigend.

Das Gedächtnis stärken durch schnelles Gehen

Wenn man plötzlich Namen vergisst, Gegenstände nicht mehr findet und einen Mangel an Konzentration feststellt, obwohl man noch nicht alt ist, verfällt man leicht in Panik. Man fragt sich: Was ist mit meinem Gedächtnis los? Warum bin ich auf einmal nicht mehr so fit im Kopf? Keine Sorge: Unser Gehirn wird in unserer modernen Zeit oft überfordert, doch man kann das Gedächtnis wieder in Schwung bringen. Psychologen und Sportmediziner der amerikanischen Universität Pittsburgh haben im Rahmen einer Studie mit Erwachsenen im Alter von 50 bis 80 Jahren nachge-

wiesen: Wer regelmäßig flott dahingeht, hilft durch dieses einfache Ausdauertraining dem Gehirn auf die Sprünge. Innerhalb eines Jahres kann durch flottes Gehen ein bestimmter Bereich des Hippocampus um zwei Prozent wachsen. Und das ist genau der Bereich für die Erinnerung, für Merkfähigkeit und Konzentration. Fit im Kopf durch schnelles Gehen, das ist doch einfach wunderbar.

Gegrilltes und Gebratenes durch Senf gesünder machen

Wer genießt nicht gern gebratenes oder gegrilltes Fleisch oder heiße Wurst? Es gibt eine gute Nachricht für alle, die wissen, dass man damit auch gesundheitsschädliche Stoffe aufnimmt. Man kann das Gebratene und Gegrillte gesünder machen. Mit einem Trick, den unsere Vorfahren instinktiv angewendet haben. Man muss einfach eine gute Portion scharfen Senf dazu genießen. Heute gibt es dazu Studien. Beim Grillen und Braten entstehen polyzyklische aromatische Kohlenwasserstoffe, kurz PAK genannt. Das sind krebsauslösende Stoffe, die – wenn man sich ständig so ernähren würde –, eine erbgutschädigende Wirkung hätten. Eine Forschergruppe um Prof. Dr. Volker Mersch-Sundermann und Dr. Evelyn Lamy am Institut für Umweltmedizin und Krankenhaushygiene der Universität Freiburg hat nachgewiesen, dass scharfer Senf mit seinen feurigen Senfölen effektiv vor der schädigenden Wirkung dieser PAK-Stoffe schützen kann. Das ist doch eine beruhigende Information.

Ein müdes Gehirn wird dank einfacher Übungen wieder fit.

Viele von uns müssen beruflich täglich stundenlang am Computer arbeiten oder brauchen für andere geistige Aufgaben volle Konzentration. Auch das Gehirn des Klügsten kann dabei ermüden. Vielleicht haben Sie auch schon erlebt, dass Sie nicht mehr in der Lage waren, wichtige von unwichtigen Informationen zu unterscheiden, sich nichts mehr merken und keine Leistung mehr bringen konnten. Das passiert vor allem dann, wenn man großen Stress hat. Dann produziert das Gehirn Gammawellen, die geistige Arbeit unmöglich machen. Für Fitness im Kopf, für eine gute Konzen-

tration und Kreativität brauchen wir Alphawellen. Und wann produziert das Gehirn Alphawellen? Was müssen wir dafür tun? Es ist ganz einfach: Setzen Sie sich aufrecht hin, schließen Sie die Augen und atmen Sie dreimal tief ein und aus. Danach stellen Sie sich vor, dass Sie einen Apfel auf dem Kopf balancieren, öffnen dann wieder die Augen und werden staunen: Ihr Gehirn ist wieder einsatzbereit.

Das Gehirn wird durch nächtlichen Schlaf »entgiftet.«

Neueste Untersuchungen zeigen: Guter, ungestörter Schlaf ist für das Gehirn von großer Bedeutung, er trägt dazu bei, dass wir bis ins hohe Alter geistig fit bleiben. Nach einer ungestörten Nacht, die wir durchschlafen, sind wir konzentrierter und leistungsfähiger. Daraus ergibt sich die Frage: Was geschieht denn eigentlich im Schlaf? Unsere kleinen grauen Zellen werden gereinigt. Tagsüber setzen sich im Gehirn mehr oder minder große Mengen Giftstoffe ab, und diese Schadstoffe stören die geistige Aktivität. Daher greift das Gehirn zur Selbsthilfe. Nachts werden die Gifte und Schadstoffe einfach weggespült. Dazu ist ein tiefer, ungestörter Schlaf erforderlich. Man weiß sogar, welche Schlafposition dafür am besten geeignet ist. Wenn wir in Seitenlage ruhen, transportiert der Körper die Giftstoffe über die Gehirnrückenmarksflüssigkeit am besten ab. Der Schlaf entgiftet somit unser Gehirn und aktiviert es.

Unser Gehirn braucht Süßes.

Haben Sie auch fast jeden Morgen und jeden Vormittag Appetit auf etwas Süßes, auf Kuchen, Nougatcreme, auf Brot mit Marmelade, Konfitüre oder Honig? Vielleicht haben Sie sich auch schon einmal gefragt, warum man speziell in der ersten Tageshälfte so eine große Sehnsucht nach Süßem hat? Das ist ganz einfach zu erklären: Der menschliche Körper verbraucht im Laufe des Tages viel vom Gute-Laune-Hormon Serotonin. Aber in der Nacht, während des Schlafs, verbraucht er noch viel mehr, allein schon für die Träume. Die Folge ist, dass wir nach dem Aufstehen einen extrem niedrigen Serotoninspiegel haben. Da wir aber mit Süßem neues Serotonin im Gehirn produzieren können,

ist der Appetit in diese Richtung besonders groß. Es ist somit legitim, wenn wir zum Frühstück Marmelade, Honig oder Nougatcreme aufs Brot geben, wenn wir eine Banane oder einen Apfel essen und wenn wir am Vormittag mit Leidenschaft einen Fruchtjoghurt genießen oder Obst essen.

Das Gehirn wird fit durch Abwechslung und den Abbau von Übergewicht.

Egal, wie alt man ist: Man sollte nie aufhören, geistig aktiv zu bleiben. Wissenschaftler an der britischen Universität Cambridge haben im Rahmen einer Studie mit 800 Probanden bewiesen: Wer sein Gehirn ständig trainiert, bleibt ein Leben lang fit im Kopf und schützt sich vor Demenzerkrankungen im späteren Alter. Es gibt viele Möglichkeiten, die grauen Zellen zu trainieren. Nehmen Sie zum Beispiel die Zahnbürste nicht immer nur in die rechte oder linke Hand, wie Sie es gewohnt sind, sondern nehmen Sie die andere Hand. Gewöhnen Sie sich an, beim Zähneputzen Kniebeugen zu machen. Und: Ziehen Sie sich morgens nicht immer in der gleichen Reihenfolge an. Es ist wichtig, dass das Gehirn immer wieder aus der Alltagsroutine geholt wird. Dadurch bilden sich mehr neue Gehirnzellen und Nervenbahnen. Die Folge: Das Gehirn wird aktiver. Was Sie auch noch tun können: Lernen Sie Gedichte und Fremdsprachen. Rechnen Sie wieder im Kopf. Rühren Sie jeden Morgen zwei Esslöffel Sojalecithin-Granulat in einen Becher Joghurt. Lecithin liefert dem Gehirn Cholin, und das Gehirn baut sich daraus Acetylcholin, den wichtigsten Botenstoff fürs Denken.

Eine Studie an der Universität von Pittsburgh in den USA hat ergeben, dass dicke Menschen oft um acht Prozent weniger Gehirnmasse haben als Menschen mit Normalgewicht. Es ist daher der geistigen Fitness zuträglich, Übergewicht abzubauen. Ganz ehrlich: Hätten Sie gedacht, dass Abnehmen auch klüger macht?

Geistige Aktivität durch Fischgeruch fördern

Wenn Sie gern Fisch essen, haben Sie sicher oft Fisch daheim. Wenn Sie den aber selten oder nie genießen, sollten Sie dennoch irgendwo Fisch herumliegen haben. Sie wollen wissen, warum? Die Antwort klingt kurios: Forscher der amerikanischen Universität von Michigan haben mit zwei Experimenten nachgewiesen, dass leichter Fischgeruch die geistige Aktivität fördert, vor allem das kritische Denken. Studienteilnehmer mussten Fragen beantworten, die sehr schwer und zum Teil irreführend waren. Und sie mussten Zahlenreihen ordnen und fortsetzen, die auf den ersten Blick unlogisch erschienen. Eine Hälfte der Probanden hatte unter dem Tisch ein mit Fischöl getränktes Papier, wusste es aber nicht, und diese löste die Aufgaben richtig und rasch. Bei den anderen Probanden fanden nur 25 Prozent die Lösungen. Damit war den Wissenschaftlern klar: Fischgeruch fördert das Denken. Probieren Sie es doch einfach mal aus, so kurios das klingt.

Geistige Erschöpfung: Drei Datteln helfen.

Man hat viel gearbeitet und fühlt sich geistig total erschöpft, kann sich nicht richtig konzentrieren. Dagegen gibt es schnelle Hilfe aus der Natur. Sie sollten für so eine Situation immer getrocknete Datteln griffbereit haben. Kauen Sie genüsslich drei Stück von diesen herrlichen Südfrüchten und lassen Sie diese möglichst lange im Mund, damit die Schleimhäute bereits einen Teil der Wirkstoffe aufnehmen können. Die Datteln liefern schnelle geistige Kraft und verhelfen zu einer besseren Konzentration. Ein altes arabisches Sprichwort sagt: »Datteln machen klug!« Die köstlichen Trockenfrüchte liefern wertvolle Nährstoffe, die dem Gehirn guttun: Eisen, Calcium, Kalium, Phosphor, Schwefel, das Anti-Stress-Mineral Magnesium sowie die Vitamine A, B1, B6 und C. Die rasche Aktivierung der geistigen Kräfte erfolgt durch den natürlichen hohen Gehalt an Fruchtzucker.

Geistige Fitness durch Lachen fördern

Der alte Spruch »Lachen ist gesund!« konnte wissenschaftlich mehrfach längst nachgewiesen werden. Es ist auch schon lange bekannt, dass Lachen die Immunkraft stärkt, einen erhöhten Blutdruck senken und im Gehirn die Produktion von Glückshormonen akti-

vieren kann. Nun aber haben amerikanische Forscher herausgefunden, dass Lachen auch beim verstärkten Aufbau von neuen Gehirnzellen hilft. Das bedeutet: Wer häufig lacht, ist klüger als andere, die fast nie lachen. Man weiß auch warum: Beim Lachen werden gleich zwei Hirnregionen aktiv: Das limbische System, das den Hirnstamm umgibt und das entscheidend an unseren Lernprozessen beteiligt ist, und die linke Gehirnhälfte, die für Lesen, Rechnen und die Aufmerksamkeit zuständig ist. Damit ist klar erwiesen: Lachen verbessert die geistigen Fähigkeiten.

Gelassenheit – nehmen Sie sich mehr Zeit.

Wir leben in einer hektischen Zeit, in der viele glauben, es müsse alles noch schneller gehen. Machen Sie dabei nicht mit. Halten Sie sich an den alten Spruch: In der Ruhe liegt die Kraft. Und gehen Sie mit mehr Gelassenheit durchs Leben. Das ist wichtig für die Nerven, für die seelische Verfassung, aber auch für die Verdauung, die unter der Hektik und unter Stress enorm leidet. Nehmen Sie sich Zeit für alles, was Sie tun. Vor allem aber nehmen Sie sich immer wieder auch Zeit für sich selbst. Ein gutes Buch, schöne Musik oder eine Tasse Tee tun der inneren Ruhe gut. Erzwingen Sie nichts. Es gibt Tage, da läuft nichts so, wie es sollte. Wenn Sie das spüren, dann lassen Sie die Arbeit lieber liegen. Am nächsten Tag läuft es dann besser. Ein weiterer wichtiger Schritt zur Gelassenheit: Nehmen Sie sich Zeit fürs Essen. Jede Mahlzeit sollte der Erholung und Entspannung dienen. Also bitte: Legen Sie mehr Gelassenheit statt Hektik an den Tag!

Gelenkschmerzen mit Propolis, Kamillen- und Johanniskrautöl behandeln

Da immer mehr Betroffene bei Gelenkbeschwerden auf Schmerztabletten verzichten wollen, erfreuen sich Einreibungen mit heilenden Naturmitteln wieder großer Beliebtheit. Und dabei sind drei Naturarzneien die Favoriten: Propolissalbe aus dem Bienenstock, Johanniskrautöl und Kamillenöl. Alle drei Einreibemittel dringen tief ins Gewebe, verbessern die Durchblutung und aktivieren damit die Selbstheilungskräfte in

den Gelenken. Propolissalbe kann man in der Apotheke oder im Reformhaus kaufen. Johanniskrautöl und Kamillenöl muss man häufig selbst zubereiten. 100 Gramm getrocknete Johanniskraut- oder Kamillenblüten werden zwei Monate lang in einem Glas mit einem halben Liter kalt gepresstem Olivenöl in die Sonne gestellt. Man muss täglich umrühren. Dann durchseihen, durch ein Leinentuch pressen, in kleinen, braunen Flaschen dunkel und kühl aufbewahren. Bei Bedarf mit bloßen Händen in die Gelenke einmassieren.

Raue Gesichtshaut bessert eine Avocadomaske.

Nach dem Winter leiden viele Frauen und Mädchen an einer rauen, schlecht durchbluteten Gesichtshaut. Dagegen kann man mit einer Naturmaske aus Honig, Joghurt und einer reifen Avocado etwas tun. Hier das Rezept: Ein Esslöffel pürierte Avocado wird mit einem Teelöffel Naturjoghurt und einem halben Teelöffel Honig zu einer homogenen Masse verrührt und dann sanft auf das Gesicht aufgetragen. Die Avocadomaske sollte 15 Minuten einwirken. Sie wird danach vorsichtig und nur mit Wasser – ohne Seife – abgewaschen. Dann tupft man die Haut vorsichtig trocken, damit Reste vom Maskeninhalt noch weiter einwirken können. Bereits zehn bis 15 Minuten nach der Anwendung ist die Haut weich und zart und beginnt zu prickeln. Das ist ein deutlicher Beweis für eine verbesserte Durchblutung. Besonders wirksam ist die Maske, wenn man 30 Minuten im Liegen entspannt,

Gesichtslifting mit Bohnenkrauttee

Vielleicht glauben Damen der Gesellschaft, dass sie nach einem chirurgischen Faltenlifting jünger aussehen. Viele Frauen träumen davon, weniger Falten zu haben und jünger auszusehen. Dafür müssen sie aber nicht zum Schönheitschirurgen gehen. Sie können sich für einen Abend lang ein verblüffendes Naturlifting schaffen. Nutzen Sie die Kraft des Bohnenkrauttees, denn er erhöht die Spannkraft der Haut. Zwei Teelöffel getrocknetes Bohnenkraut werden mit einem Viertelliter kochendem Wasser überbrüht. 20 Minuten ziehen lassen. Durchseihen. Einen Wattebausch in den lauwarmen

Tee tauchen und damit die Haut befeuchten. Der Tee muss in die Haut einziehen, damit er sie straffen kann.

Eine stabile Gesundheit liegt uns allen am Herzen. Wir können erstaunlich viel tun, um sie zu erhalten und ihr zu dienen.

Gesund klopfen mit den Fingerkuppen

Unsere Finger sind wunderbare, praktische Helfer für die Gesundheit. Wo und wann immer wir plötzlich von Schmerzen geplagt werden, können wir uns mit den Fingern schmerzfrei oder gesund klopfen. Diese Form der Selbstbehandlung hat man schon im Mittelalter gekannt. Man klopft mit den Fingerkuppen auf eine ganz bestimmte Stelle im Gesicht oder am Oberkörper.

- Bei Kopfschmerzen muss man genau am inneren Ende der Augenbrauen agieren, bei Nervosität am äußeren Ende der Augenwinkel.
- Wenn Sie beim Abnehmen den Heißhunger bremsen wollen, setzen Sie die Fingerkuppen zwischen Nase und Oberlippe.

- Gegen Stressbelastung beklopfen Sie die Mitte zwischen Unterlippe und Kinn.
- Und wenn Sie die Immunkraft stärken, der Thymusdrüse neue Impulse geben wollen, klopfen Sie mehrmals am Tag mit den Kuppen von Zeige- und Mittelfinger gegen das Brustbein. Sie werden bald spüren, wie hilfreich das ist.

Gesund: das sind frischeste Lebensmittel mit kurzem Haltbarkeitsdatum

Vielleicht haben Sie sich auch schon einmal die Frage gestellt: Was muss ich essen, damit ich möglichst lange fit und gesund bleibe? Die richtige Antwort klingt im ersten Anlauf etwas seltsam. Denn sie lautet: Am gesündesten sind leicht verderbliche Naturprodukte, die ein sehr kurzes Ablaufdatum haben. Eigentlich ist es ganz logisch, denn Lebensmittel aus dem Supermarkt, die sehr lange haltbar sind, wurden industriell verarbeitet und stark verändert. Sie enthalten kaum noch wertvolle Nährstoffe, sind aber mit zahllosen künstlichen Zusatzstoffen belastet. Und es ist allgemein bekannt, dass viele Fertiggerichte aus der Tiefkühltruhe, die für den Mikroherd gedacht sind, zu viel Fett, zu viel Zucker und zu viel Salz enthalten. Das ist auf lange Sicht für den Stoffwechsel schädlich. Kaufen Sie natürliche Produkte aus der Region und bereiten Sie diese so bald wie möglich und so schonend wie möglich zu. Dann ernähren Sie sich gesund.

Die gesunden Inhaltsstoffe von Hartkäse für die Gesundheit nutzen

Wer hätte das gedacht? Lange gereifter Hartkäse ist ein wahrer Jungbrunnen. In dem edlen Leckerbissen befinden sich alle guten Wirkstoffe der Milch in konzentrierter Form. Allen voran die Proteine, wichtig für den Muskelaufbau, für Energie und für das Immunsystem. Der Mineralstoff Calcium stärkt die Knochen und hält unseren Bewegungsapparat jung, schützt vor Osteoporose. Die Buttersäure im Käse hat einen positiven Einfluss auf das Cholesterin. Die Fettsäuren fördern das Sättigungsgefühl. Sie schützen uns damit vor einer Gewichtszunahme. Gut gereifter Hartkäse versorgt uns auch mit Vitamin A und dem Pro-Vitamin Betacarotin. Beide tragen dazu bei, dass unsere Sehzellen bis ins hohe Alter optimal funktionieren und die Augen vor Umweltschadstoffen geschützt werden. Hartkäse wirkt aber auch als Kosmetikum von innen: Das Spurenelement Zink und Vitamin B2 im Käse bremsen eine frühzeitige Faltenbildung der Haut. Er sorgt also intensiv für unsere Gesundheit.

Ich empfehle Ihnen auch die wertvollen Hopfenwirkstoffe im Bier

Jedes Jahr im Sommer, wenn viele gern ein kühles Bier genießen, werden neue Studien veröffentlicht, die nachweisen, wie sehr der Gerstensaft unsere Gesundheit fördert. So hat man beim Biergenuss kein schlechtes Gewissen mehr. Und das sind die jüngsten Forschungsergebnisse: Maßvoll getrunken senkt Bier das Risiko für Schlaganfall und Herzinfarkt um bis zu 50 Prozent. Es bremst eine frühzeitige Arteriosklerose. Laut einer französischen Studie haben Biertrinker die besseren Blutdruckwerte. In Japan hat man entdeckt, was bisher noch nicht bekannt war: Bier verbessert die Hirnleistung. Und in den USA hat man erforscht, dass Bier sogar das Risiko für

eine Demenzerkrankung senken kann. Wegen der Hopfenwirkstoffe Lupulon und Humulon ist Bier ein Anti-Stress-Getränk. Allerdings: Übermäßiger Biergenuss hebt die gesundheitsfördernden Wirkungen leider wieder auf. Pro Tag erlaubt sind 0,6 Liter für einen Mann, die Hälfte davon für eine Frau.

Ausprobieren: nachts nackt schlafen

Schlafen Sie nackt? Oder tragen Sie einen Pyjama oder ein Nachthemd? Wenn Sie nackt schlafen, dann sollten Sie das neueste Ergebnis einer Studie erfahren, die der britische Neurologe Prof. Dr. Russell Foster aus Oxford veröffentlicht hat. Die Botschaft lautet: Wer nackt schläft, wacht am Morgen besonders frisch und gut gelaunt auf, bleibt schlank, hat weniger Infektionen, dafür aber ein besonders glückliches Liebesleben. Der Forscher betont: Je weniger Bekleidung man im Bett trägt, desto besser ist es für die Gesundheit. Die Körpertemperatur reguliert sich optimal, der Schlaf ist erholsamer. Dadurch können sich unsere Körperzellen und Organe nachts besser regenerieren. Gleichzeitig haben amerikanische Wissenschaftler nachgewiesen:

Wer nackt schläft, verbrennt mehr Kalorien, hat dadurch ein geringeres Risiko für Übergewicht.

Gutes Mittel: frische Luft

In vielen Wohnräumen herrscht im Winter stickige Luft. Viele lüften gar nicht oder zu wenig. Die Folgen sind verheerend. Schlechte Luft in Räumen schadet der Gesundheit. Der steigende Kohlendioxidgehalt erschwert das Denken und macht auf Dauer dumm, stört jegliche Konzentration. Besonders stark ist das bei Schulkindern zu beobachten. Doch die schlechte Luft in Räumen hat noch ganz andere Auswirkungen: Sie macht dick und fördert deutlich die Gewichtszunahme vor allem bei Frauen. Außerdem konnte von Wissenschaftlern im Rahmen einer US-Studie nachgewiesen werden, was man schon lange vermutet hatte. Schlechte Luft in Räumen erhöht das »böse« LDL-Cholesterin sowie die Triglyceridwerte und fördert Entzündungsherde im Körper. Wie lässt sich das ganz einfach verhindern? Indem man in der kalten Jahreszeit zu jeder vollen Stunde für zehn Minuten stoßlüftet. Das erfrischt Körper und Geist.

Aprikosen essen

Aprikosen aktivieren das Immunsystem, weil sie große Mengen Vitamin C liefern. Mit dem Mineralstoff Kalium stärken Aprikosen alle Muskeln und können Muskelkrämpfe verhindern. Das Kalium hält aber auch die Verdauung in Schwung. Getrocknete Aprikosen – über Nacht in Wasser eingeweicht –, gelten als Geheimrezept gegen Verstopfung. Aprikosen fördern auch die Schönheit und das attraktive Aussehen, weil sie Schutzstoffe enthalten, die dafür sorgen, dass unsere Haut länger elastisch und jung bleibt. Ja, und dann haben Aprikosen noch eine weitere sehr wichtige Eigenschaft. Sie vertreiben schlechte Laune, weil sie die Aufnahme von Tryptophan aus der Nahrung fördern. Und das ist die Vorstufe für das Glückshormon Serotonin.

Werte verbessern durch den Konsum von Suppe

Für viele gehört es zu den Höhepunkten eines eiskalten Wintertages, aus dem dampfenden Küchentopf Suppe zu schöpfen und zu genießen. Wenn es draußen nass und ungemütlich ist, hat die Suppe Hochsaison. Und das ist gut so. US-Wissenschaftler an der Harvard-Universität in Boston haben nachgewiesen, dass Suppen ein Lebenselixier sind. Wer regelmäßig Suppe in den Speiseplan einbaut, lebt länger, hat bessere Gesundheitswerte. Man kann mit dem Verzehr von Suppe erhöhte und zu hohe Blutdruck- und Cholesterinwerte positiv beeinflussen. Man kann sich bei einer Erkältung satt essen, ohne den Magen zu belasten. Wer oft Suppe isst, hat weniger Falten im Gesicht, weil die Flüssigkeitszufuhr die Haut von innen her glättet. Suppen sind auch ideal fürs Schlankbleiben und Schlankwerden. Doch dafür sollte man einer Gemüsebouillon den Vorzug geben, ohne Klöße oder Nudeln.

Gichtfinger? Kartoffelbrei hilft.

Die Schmerzattacken, die ein Gichtpatient erleidet – meist an einer großen Zehen –, sind kaum zu ertragen. Es ist jedoch noch schlimmer, wenn die oder der Betroffene stark angeschwollene Gichtfinger bekommt, die große Schmerzen verursachen und gleichzeitig hässlich aussehen. Gegen diese quälenden Gichtfingerschmerzen gibt es ein

altes Hausmittel. Kochen Sie abends drei stärkehaltige Kartoffeln, zerdrücken Sie die samt Schale in einer Schüssel und rühren Sie zwei oder drei Esslöffel Weizenkleie darunter. Tragen Sie diesen warmen Brei auf die meist dicken, angeschwollenen Gichtfinger auf. Bewegen Sie die Finger mit dem Brei wie beim Händewaschen. Sobald die Masse kalt geworden ist, streift man sie ab und trägt erneut warmen Brei auf. Die abendliche Behandlung sollte 15 Minuten dauern. Danach wäscht man die Hände mit lauwarmem Wasser. Danach sollte Besserung eintreten.

Gifte aus dem Körper treiben mit Zinnkrauttee

Der Dioxinskandal in Deutschland hat uns wieder einmal daran erinnert, dass wir immer wieder Schadstoffe und Gifte aufnehmen: aus der Luft, aus dem Wasser, aus der Nahrung. Und zwar Cadmium, Blei, Nitrate, Pestizide und viele andere chemische Stoffe. Da summiert sich einiges im Körper. Die Frage ist nun: Kann denn jeder für sich selbst etwas dagegen tun? Kann man die Gifte aus dem Körper befördern? Die Antwort kommt von dem deutschen Umweltmediziner Dr. Bodo Kuklinski. Er leitet das Diagnostik- und Therapiezentrum für Umweltmedizin in Rostock. Er hat herausgefunden, dass Trinkkuren mit dem Tee aus der Heilpflanze Zinnkraut, vielen auch als Ackerschachtelhalm bekannt, Schadstoffe und Gifte wie zum Beispiel das Dioxin aus dem Körper ausschwemmen können. Zinnkraut enthält 75 Prozent reines, biologisch gewachsenes Silicium. Seine Kristallstruktur bindet giftige Substanzen und leitet sie aus.

Das Glücksgeheimnis der dunklen Schokolade

Man greift gern zu einem Seelentröster wie Schokolade, weil es einem nicht gut geht oder man schlechte Laune hat. Dass Schokolade glücklich macht, wissen inzwischen viele Menschen. Es ist auch vielen vertraut, dass die dunkle Schokolade mit einem Kakaoanteil von 70 bis 80 Prozent besonders gesundheitsfördernd ist, weil sie den Bioaktivstoff Resveratrol enthält, der vorzeitigem Altern vorbeugt. Vielen Neurologen war klar, dass in der Schokolade noch ein Stoff

enthalten sein muss, der gezielt die Stimmung verbessert. Nun haben Forscher an der Universität Würzburg die entscheidende Substanz für gute Laune und fürs Glücklichsein entdeckt. Es ist das Phenylethylamin – kurz PEA genannt. Dieses Phenyethylamin liefert dem Gehirn den nötigen Zündstoff für die vermehrte Produktion von Serotonin. Und das ist die wichtigste Voraussetzung für positives Denken, fürs Wohlfühlen, fürs Glücklichsein. Also ist das Rätsel gelöst, warum Schokolade glücklich macht. Aber, bitte immer nur ein kleines Stück. Denken Sie an die Kalorien …

Glücksmomente Tag für Tag halten uns jung und vital.

Ganz ehrlich: Wir alle wollen möglichst lange körperlich sowie geistig fit und vital durchs Leben gehen und stark sein gegen alles, was uns frühzeitig alt und krank machen könnte. An der amerikanischen Universität von North Carolina hat man dazu eine wissenschaftliche Studie durchgeführt. Man ist dabei zu dem Schluss gekommen, dass wir uns gegen gesundheitliche Gefahren in erster Linie nur dann stärken können, wenn wir im

Laufe des Tages viele kleine Glücksmomente erleben. Unter solchen Glücksmomenten ist nicht zu verstehen, dass man im Lotto gewinnt oder ein Vermögen erbt, das passiert ja auch eher selten. Es sind die ganz kleinen Glücksmomente, die uns jung und vital erhalten: ein Lächeln im Vorübergehen, ein kleiner Flirt, ein Zettel mit liebevollen Worten für den Partner, ein harmonischer Kaffeeklatsch, der Vogelgesang im Frühling oder ein romantischer Spaziergang. Wer ewig auf der Suche nach dem großen Glück ist, der erkennt oft nicht die Chance der kleinen Glücksmomente. Man muss sie nur erkennen, es gibt so viele davon.

Gegen eine Grippe oder Erkältungen kann man sich mithilfe einiger Vorsichtsmaßnahmen gut wappnen.

Grippale Infekte: So können Sie sich schützen

Wenn der Winter seinen Höhepunkt erreicht, ist das Immunsystem durch Kälte und Mangel an Sonne bei vielen bereits ziemlich geschwächt. Jetzt handelt man sich überaus schnell einen grippalen In-

fekt oder eine Virusgrippe ein. Das Risiko dafür kann man senken. Waschen Sie sich mehrmals am Tag die Hände, vor allem, wenn Sie viel mit Geld zu tun hatten. Grippeviren bleiben darauf bis zu zwei Wochen aktiv. Geben Sie Mitmenschen, die erkältet sind, am besten nicht die Hand. Verzichten Sie auf Umarmungen bei Begrüßungen. Fassen Sie Haltestangen in öffentlichen Verkehrsmitteln mit einem Papiertaschentuch an, was auch für Türklinken gilt. Denken Sie an das regelmäßige Stoßlüften im Wohnraum oder Büro. Hilfreich sind auch folgende Mischungen zum Gurgeln. 15 Tropfen Propolistinktur (Apotheke) oder sieben Tropfen australisches Teebaumöl in einem Glas lauwarmem Wasser oder mit einem Achtelliter reinem Aloe-vera-Saft. All diese Substanzen wirken gegen Bakterien und Viren.

Neue Kraft nach einer Grippe durch Apfelschalenlimonade

Wer eine schwere Erkältung überwunden hat und sich langsam erholt, hat oft noch viele Tage lang keinen Appetit. Das ist bei einem gesunden Menschen nicht so dramatisch. Aber man muss unbedingt viel trinken. Das ist für den Kreislauf und vor allem auch für die Feuchtigkeit der Schleimhäute wichtig, damit sie sich gegen neue Viren wehren können. Was aber stärkt und löscht gut den Durst? Sehr bewährt hat sich als altes Hausmittel die Apfelschalenlimonade. Schneiden Sie von fünf süßen Äpfeln großzügig dick die Schalen in einer langen Kette herunter, geben Sie sie in einen Topf, gießen einen halben Liter kaltes Wasser darüber, kochen das Ganze einmal auf und lassen es dann zugedeckt zehn Minuten stehen. Diese Limonade lauwarm, mit ein wenig Zitronensaft und Honig verrührt, trinken.

Gummistiefel nicht ganztags tragen

Die praktischen Gummistiefel sind an einem Regentag die ideale Fußbekleidung für Erwachsene und für Kinder. Vor allem, wenn man über nasse Wiesen oder matschige Wege wandert. Dabei sollte man allerdings wissen, dass die Feuchtigkeit, die durch schwitzende Füße entsteht, aus einem Gummistiefel nicht entweichen kann. Die Stiefel sollten daher nicht den ganzen Tag getragen

werden, sondern immer nur dann, wenn sie wirklich nötig sind. Die Füße müssen zwischendurch »lüften«. Wichtig ist, beim Kauf der Gummistiefel darauf zu achten, dass sie zwar bequem, aber nicht zu bequem sind. Der Fuß muss einen festen Halt haben, es darf aber kein Druck entstehen. Jeder in der Familie sollte seine eigenen Gummistiefel haben, um sich vor Fußpilz zu schützen.

Gurkenwasser verbessert das Hautbild

Die Gesichtshaut leidet unter schlechter Luft in beheizten Räumen und reagiert mit verstärkter Faltentiefe oder der Bildung neuer Fältchen. Vorbeugen kann man mit Gurkenwasser. 100 Gramm einer rohen Salatgurke gut waschen, trocken tupfen und ganz fein reiben. Die Gurkenmasse dann durch ein Sieb drücken und den Gurkensaft in einem Gefäß auffangen. Kochen Sie 100 Milliliter Wasser einmal auf und lassen Sie es auf eine angenehme Temperatur abkühlen. Mischen Sie nun dieses Wasser mit dem Gurkensaft. Reiben Sie das Gurkenwasser mit Wattepads in die Gesichtshaut ein, das sorgt für ein gesundes und jugendliches Aussehen.

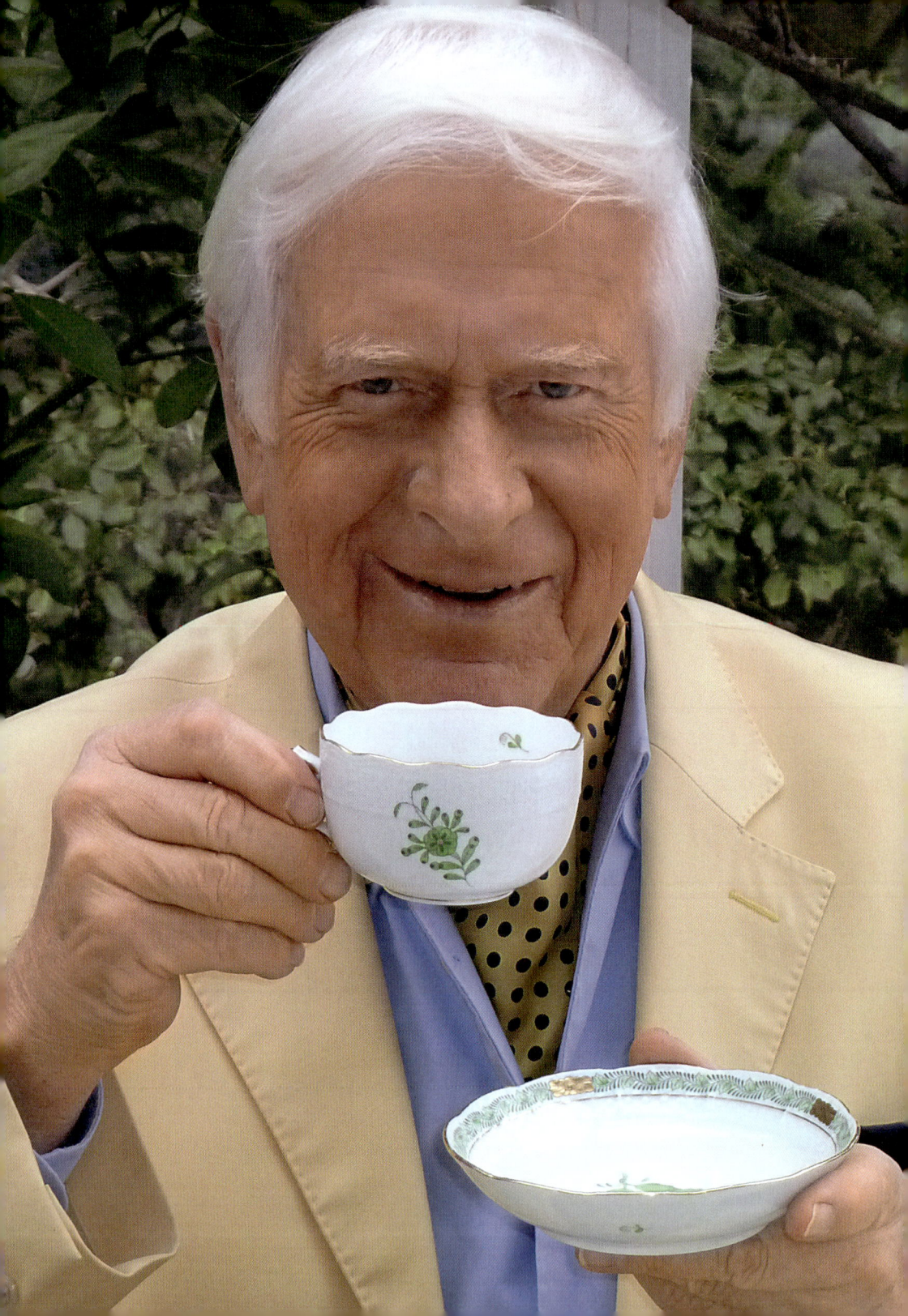

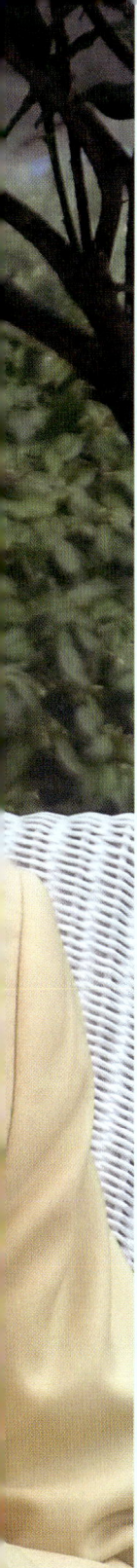

Wohlfühlrezepte von Haare bis Küssen

Natürliche Mittel wie Mandelöl, Kräutertees, Honig, Wasser, Früchte und vieles mehr sind geeignet, Unruhe, Müdigkeit, Nervosität – sogar Halsschmerzen, trockene Haut oder Husten zu bessern. Einen Versuch sind die Anregungen sicher wert.

Kräftige Haare durch Mandelöl

Viele sind besonders im Winter mit ihren Haaren nicht zufrieden; sie sind glanzlos, kraftlos, unattraktiv. Man kann etwas tun, damit die Haare wieder kräftig werden und glänzen. Das Rezept ist höchst einfach. Holen Sie sich aus der Apotheke ein Fläschchen Mandelöl und reiben Sie zwei- bis dreimal pro Woche abends vor dem Zubettgehen mit bloßen Händen ein paar Tropfen davon in die Kopfhaut und die Haare ein und lassen das Mandelöl über Nacht einwirken. Sie werden staunen, wie schnell sich die Haare regenerieren, kräftig und schön werden. Das ist in erster Linie auf den hohen Gehalt des Mineralstoffs Magnesium in dem Öl zurückzuführen, das Haare und die Kopfhaut pflegt.

Gegen Halsschmerzen können hilfreiche Naturarzneien eingesetzt werden.

Gänseblümchensirup

Bereiten Sie aus den zarten Gänseblümchen einen wertvollen Sirup schon im Frühling zu, damit Sie in der Erkältungszeit ein Mittel gegen Halsschmerzen haben. Geben Sie ein Kilo Gänseblümchenblüten ohne Stiele in einen Topf und fügen Sie dazu eine in Scheiben geschnittene Bio-Zitrone, 100 Gramm Rohrohrzucker und zwei Esslöffel Honig hinzu. Gießen Sie eineinhalb Liter kaltes Wasser darüber, erhitzen Sie das Ganze bei schwacher Temperatur, lassen alles einmal aufkochen und schöpfen dabei entstehenden Schaum ab. Nun muss die Flüssigkeit weiter köcheln, bis die Hälfte des Wassers verdampft ist. Dann durch ein feines Tuch filtern und das Ergebnis so lange einkochen, bis ein Sirup entsteht. Der wird in dunkle Flaschen gefüllt – und bei Halsschmerzen lässt man jede Stunde einen Teelöffel davon im Mund zergehen. Sie werden überrascht sein, wie hilfreich das ist.

Zwiebelsocken

Je mehr es auf den Frühling zugeht, desto unangenehmer ist es, wenn man jetzt noch eine Erkältung bekommt, nachdem man den Winter ohne grippalen Infekt oder starken Schnupfen überstanden hat. Sehr verbreitet an kühlen oder gar an kalten Märztagen sind stechende Halsschmerzen, die mit einem stark geröteten Rachen einhergehen. Dagegen gibt es ein altes Hausmittel aus Urgroßmutters Zeit: Das sind die Zwiebelsocken. Schneiden oder hacken Sie eine große, geschälte Zwiebel in kleine Stücke und füllen Sie damit zwei Socken. Die sind jetzt aber nicht für die Füße gedacht. Legen Sie diese Zwiebelsocken dicht um den Hals und fixieren Sie diese mit einem Wolltuch oder Schal. Die Zwiebelsocken sollten am besten über Nacht einwirken. Parallel dazu hängen Sie im Schlafzimmer nasse Tücher auf, die Sie zuvor in einen Thymian- oder Fichtennadelaufguss getaucht haben.

Pfefferminzöl

Wenn man beim Sport ins Schwitzen kommt und nicht gleich die nasse Kleidung wechseln kann oder wenn man sich zu lange in Räumen mit Klimaanlage aufhält, kann man ganz schnell Halsschmerzen bekommen. Gerötete, entzündete Rachenschleimhäute sind unangenehm, und man sollte daher sofort etwas dagegen tun. Pfefferminzöl lautet das einfache Rezept, das man immer bei sich haben sollte. Sobald man Halsschmerzen hat, gibt man zwei Tropfen von dem Pfefferminzöl auf den Handrücken, leckt es ab, behält es möglichst lange im Mund und schluckt es erst dann, wenn es bereits durch reichlich Speichel verdünnt worden ist. Die scharfen ätherischen Wirkstoffe im Pfefferminzöl bekämpfen Viren und Bakterien. Der kühlende Effekt lindert die Schmerzen. Es ist wichtig, dass man das Öl mit der Zunge vom Handrücken nimmt; dadurch hat es Körpertemperatur, und das verstärkt die Wirkung.

Brötchen (Weggli) und Milch

Gegen die typischen stechenden Halsschmerzen sollte man so schnell wie möglich etwas unternehmen, damit sich das nicht zu einer massiven Erkältung entwickelt. Was aber tun, wenn man keine Halstabletten, kein Arzneimittel gegen Erkältungen daheim hat? Kein Problem. Es gibt ein Hausmittel aus der Schweiz gegen Halsschmerzen. Was man dafür benötigt, hat man daheim, nämlich ein Weggli (Milchbrötchen) und Milch. Legen Sie es in eine Schüssel, übergießen Sie es mit einem Viertelliter heißer Milch und zerdrücken Sie alles mit einer Gabel zu einem Brei. Diesen tragen Sie dann messerrückendick auf ein Leinentuch, pressen es mit dem warmen Brei unmittelbar an den Hals und binden einen Schal darüber. Das vertreibt die Halsschmerzen.

Quarkwickel

In vielen Schlafzimmern sind im Sommer die Fenster geöffnet oder gekippt. Doch es gibt auch in der schönen Jahreszeit kalte Nächte, die vor allem für diejenigen, die mit offenem Mund schlafen oder schnarchen, problematisch sein können. Sie erwachen am nächsten Morgen mit Halsschmerzen, die zu einer heftigen Sommererkältung führen können. Das einfache und bewährte Hausmittel ist der Quarkwickel. Er wirkt abschwellend, schmerzlindernd und entzündungshemmend. Man muss zimmerwarmen Quark mindestens fingerdick auf ein Leinentuch streichen, das Tuch um den Hals legen und ein zweites, trockenes Tuch darum wickeln. Darüber kommt noch ein Wollschal. Der Quarkwickel muss

etwa 20 bis 25 Minuten einwirken und wird danach mit warmem Wasser abgewaschen.

Raue Hände werden wieder glatt und geschmeidig durch Mandelöl.

Sind Sie stolzer Besitzer eines Gartens? Haben Sie einen Balkon oder eine Terrasse? Dann haben Sie im Frühjahr und Sommer genug zu tun, damit alles grünt und blüht. Von der Arbeit im Freien bekommt man sehr oft raue, rissige Hände, die sich unangenehm anfühlen und auch hässlich und ungepflegt aussehen. Wer betroffen ist, der möchte gerne etwas tun, damit die Hände möglichst schnell wieder geschmeidig und glatt werden. Dafür gibt es ein einfaches, aber überaus wirksames Naturrezept, das unseren Großmüttern vertraut war, das aber in vielen Familien in Vergessenheit geraten ist. Verrühren Sie in einer kleinen Schale etwas Mandelöl mit Puderzucker zu einem nicht zu flüssigen Brei und reiben Sie mit dieser Paste die Hände kräftig ein. Den Erfolg dieses Rezepts spüren Sie schon nach wenigen Minuten, denn die Hände fühlen sich wieder wunderbar glatt an.

Hartnäckiger Husten: Eine Kopfsalattherapie kann helfen.

Kaum hat man einen Schnupfen oder auch nur eine relativ leichte Erkältung, ist auch schon ein zünftiger Husten da. Und der kann hartnäckig, belastend und schmerzhaft sein. Mitunter quält er uns selbst dann noch, wenn die Erkältung längst auskuriert ist. Deshalb sollte man alles versuchen, um den Husten schnell wieder loszuwerden. Eine Reihe von Hausmitteln lässt sich dagegen einsetzen. Eines war vor langer Zeit in vielen Familien bekannt, ist aber heute in Vergessenheit geraten: die gute Kopfsalattherapie.

Man braucht dazu nur einen schönen, festen Kopfsalat, möglichst frisch vom Tag, an dem er geerntet wurde. Die äußeren Blätter werden entfernt, dann kommt der ganze Kopf in einen ausreichend großen Topf, wird mit kaltem Wasser so übergossen, dass er vollkommen bedeckt ist. Lassen Sie den Kopfsalat dann etwa fünf Minuten bei schwacher Temperatur köcheln. Danach gießen Sie den Sud durch ein Sieb und trinken ihn in kleinen Schlucken, am besten abends.

Unter Hautproblemen leiden viele Menschen. Natürliche Mittel können Besserung bringen.

Petersilienwasser bei unreiner Haut

Immunologen an der Universität Witten-Herdecke haben in der Petersilie eine Substanz entdeckt, die den Darm stärkt. Es ist das Apigenin. Es ist auch dafür verantwortlich, dass die Durchblutung gefördert und Entzündungen gehemmt werden können. Außerdem ist Petersilie gut fürs Herz.

Das würzige Küchenkraut hilft erstaunlicherweise auch bei Hautproblemen, vor allem gegen fettige, unreine Haut. Dafür bereitet man ein Petersiliengesichtswasser selbst zu. Eine Handvoll frische Petersilie waschen, in ein Einweckglas geben, 100 Milliliter 70-prozentigen Alkohol aus der Apotheke aufgießen, das Glas verschließen und 14 Tage ruhen lassen. Durchseihen, mit 300 Milliliter destilliertem Wasser aus der Apotheke auffüllen. Tränken Sie damit einen Wattebausch für die Reinigung der Haut. Schon bald werden Sie eine Besserung bemerken.

83

Trockene Haut mit Olivenöl verwöhnen

Die trockene Luft in beheizten und oft klimatisierten Räumen führt dazu, dass viele unter extrem trockener Haut leiden. Die Folge: Es bilden sich Schuppen auf Haut und Haaren, auch entsteht oft ein unangenehmes Spannungsgefühl. Dagegen kann und muss man mit natürlichen Mitteln vorgehen. Beginnen Sie tagsüber mit einem Peeling, um die Hautschuppen zu entfernen. Mischen Sie zwei Esslöffel Meersalz mit einem Esslöffel kalt gepresstem Olivenöl und reiben Sie die trockenen Stellen sorgfältig damit ein. Waschen Sie danach alles mit klarem Wasser wieder gut ab. Abends gönnen Sie sich dann ein Ölpflegebad. Verrühren Sie in einem Gefäß einen Viertelliter Sauerrahm mit einem Esslöffel Olivenöl und fünf Tropfen Blutorangenöl. Verteilen Sie diese Mischung im Badewasser und lassen Sie in der Wanne den Ölmix 25 Minuten gut auf sich einwirken. Danach nicht duschen, sondern die Haut bloß mit einem weichen Frotteetuch abtupfen, in einen Bademantel schlüpfen und eine Stunde im Bett ruhen und spüren, wie wohltuend das Bad war.

Ein Lavendelölbad beruhigt nervöse Haut

Auch im antiken Rom hatten die Menschen jede Menge Stress. Stress, der sich in erster Linie durch eine nervöse, unreine Haut bemerkbar gemacht hat. Ein Problem, das auch heute viele von uns haben. Und wissen Sie, was die Betroffenen in der Antike gemacht haben? Sie haben die Haut mit einem Lavendelbad verwöhnt. Das ist auch für die heutige Zeit ein wunderbares Rezept, das Sie ruhig ganz häufig anwenden können. Besorgen Sie sich aus der Apotheke Lavendelblütenöl. Geben Sie zwei Teelöffel davon in eine kleine Glasschale und gießen Sie drei Teelöffel flüssige Schlagsahne dazu. Rühren Sie alles sehr gut um. Nun gießen Sie diese Mischung ins angenehm warme Wasser der Badewanne und genießen dieses herrlich duftende Bad etwa 20 Minuten lang. Danach bitte nicht duschen, nur leicht abtrocknen und eine Stunde im Bett – gut zugedeckt – nachdampfen. Sie werden sich danach herrlich entspannt fühlen und merken, dass es nicht nur Ihrer Haut besser geht.

Heilerde: die beste Erste Hilfe für die Verdauung

In vielen Familien werden zu den Feiertagen viel zu viele Köstlichkeiten serviert, denen man nicht widerstehen kann. Und das kann zu unangenehmen Verdauungsstörungen führen. Besorgen Sie deshalb für die Feier- und andere Tage unbedingt eine Packung ultrafeine Heilerde. Sie ist die beste Erste Hilfe, wenn Sie zu fett gegessen haben, wenn sich ein unangenehmes Völlegefühl, Blähungen oder ein belastendes Magendrücken nach einer zu üppigen Mahlzeit einstellen. Wenn sich die ersten Anzeichen einer Übelkeit bemerkbar machen, dann sollten Sie sofort handeln: Geben Sie einen gehäuften Teelöffel der Heilerde in ein Glas, gießen einen Achtelliter stilles, lauwarmes Wasser darüber und verrühren Sie das Ganze gründlich. Dann müssen Sie den braunen Heilerdecocktail mit Todesverachtung zügig trinken. Die fein geriebene Vulkanerde bildet im Magen und im Darm eine riesige Oberfläche, saugt Fette, Gärstoffe und andere schädliche Substanzen auf und führt sie über den Darm ab. Sie werden schon nach zehn Minuten eine angenehme Erleichterung spüren.

Heiserkeit: Tägliches Summen kann davor schützen.

Wer berufstätig ist und im Laufe des Tages mit vielen Leuten reden muss, der leidet besonders, wenn er von Heiserkeit geplagt ist. Wer immer wieder darunter leidet, der sollte unbedingt vorbeugend etwas tun, damit die Stimmbänder stark bleiben, denn damit sinkt das Risiko für Heiserkeit.

Und wissen Sie, welche Methode am wirksamsten ist? Wenn Sie jeden Morgen eine einfache Stimmübung machen, vor allem, wenn Sie tagsüber viel sprechen müssen. Und diese Übung lautet: summen. Durch Summen pendelt sich nämlich die Stimme tiefer ein, und das ist weniger anstrengend für die Kehlkopfmuskeln. Die normale Stimme hat eine höhere Tonlage. Zum Schutz vor Heiserkeit ist es auch wichtig, tagsüber viel Wasser zu trinken, das kann man nicht oft genug wiederholen und betonen. Das hält die Schleimhäute feucht, macht sie widerstandsfähiger gegen das Eindringen von Keimen. Ist schon ein Anflug von Heiserkeit vorhanden, bitte keinen Kaffee trinken, denn der trocknet die Mundschleimhäute aus. Das gilt auch für alle, die in einem Chor singen.

Heiße Getränke im Winter können gefährlich sein.

Wenn wir im Winter Kälte, Nässe und Wind ertragen müssen, freuen wir uns, wenn wir in einem gemütlichen Raum ein Tasse heißen Tee oder Kaffee trinken können. Das sollten Sie nicht tun. Kaffee oder Tee trinken schon, doch heiß sollten die Getränke nicht sein. Neue Studien in den USA haben ergeben, was Ärzte in Europa schon lange betonen: Wer seinen geliebten Tee oder Kaffee, ja sogar den gesundheitsfördernden Kräutertee, in heißem Zustand trinkt, der schädigt damit die Schleimhäute im Mund, im Rachen und in der Speiseröhre. Solche Zellschädigungen begünstigen die Entstehung von Speiseröhrenkrebs. Die Schleimhäute werden im Laufe der Zeit verätzt, sind schlecht durchblutet und können sich nicht mehr erfolgreich gegen Viren und Bakterien wehren. Daher kann man sich nach einem heißen Getränk auch schnell einen Erkältungsinfekt holen. Also: Getränke nicht heiß, sondern lauwarm genießen.

Heißhungerattacken können vermieden werden …

Appetit auf Süßes: einfach wegstricken

Gehören Sie zu den Menschen, die speziell in der kalten Jahreszeit immer wieder einen ungebremsten Heißhunger auf Süßes haben? Auf ein Stück Schokolade, Kuchen oder Torte? Sie wollen aber schlank bleiben oder schlank werden. Die Frage ist, wie kann man sich vor diesen süßen Verlockungen schützen? Wie kann man stark bleiben? Da gibt es einen Trick, den britische Wissenschaftler herausgefunden haben. Er ist kurios und ungewöhnlich. Das Motto lautet: stricken statt naschen. Greifen Sie – egal ob Frau oder Mann – zu Stricknadeln und Wolle und starten Sie mit der Handarbeit für einen Schal oder Pullover. Die Studie der Forscher hat ergeben: Die Arbeit mit Stricknadeln wirkt genau auf denselben Bereich im Gehirn, der auch für den Appetit auf Süßes zuständig ist. Das bedeutet: Wer süße Naschereien meiden und Kilokalorien einsparen möchte, der sollte sich mit genügend Wolle und Stricknadeln eindecken.

Heißhunger bremsen durch Selleriewasser

Wollen Sie in den nächsten Wochen ein wenig abnehmen, damit Sie an sonnigen Tagen in leichter Kleidung eine gute Figur zeigen können? Sicher haben Sie weder Zeit noch Lust, über viele Tage und Wochen eine strenge Diät durchzuführen. Das ist auch gar nicht nötig, vor allem, wenn es bloß um ein paar Kilo geht.

Was wenige wissen: Es ist sinnvoll, in dieser Situation die Kraft der Selleriewurzel zu nutzen. Eine gut gewaschene Sellerieknolle wird in Stücke geschnitten und dann fein geraffelt. Ein gehäufter Esslöffel davon wird mit einem Viertelliter kochendem Wasser übergossen. 15 Minuten zugedeckt ziehen lassen. Danach durchseihen und 14 Tage lang jeden Morgan auf nüchternen Magen eine Tasse von diesem Tee trinken und auch am Abend eine Stunde vor dem Zubettgehen jeweils eine Tasse. Der Sellerietee darf nicht gesüßt werden. Nur so kann er das Abnehmen unterstützen. Die Senföle aus der Sellerieknolle unterstützen den Fettabbau und bremsen den Heißhunger.

Vor Herzinfarkt kann Käse schützen.

Wenn Sie gerne Käse essen, dann tun Sie damit eine Menge für die Gesundheit. Knochen und Zähne werden mit Calcium versorgt. Käse zum Abschluss einer Mahlzeit stärkt den Zahnschmelz und schützt die Zähne vor Karies. Außerdem schließt Käse den Magen mit einem hormonähnlichen Stoff. Der Käse kann aber noch mehr. Hätten Sie gedacht, dass er den Kreislauf stärken und vor Herzinfarkt schützen kann? Wissenschaftler haben nachgewiesen, dass Bergkäse diese Wirkung hat. Er wird ausschließlich aus Milch von Kühen hergestellt, die den ganzen Sommer hoch oben auf einer Alm das würzige Gras mit den vielen Heilkräutern fressen. Dadurch enthält der Bergkäse doppelt so viel Alpha-Linolensäure wie Käse, der aus der Milch von Kühen stammt, die das ganze Jahr im Stall standen. Die Alpha-Linolensäure ist eine Form der Omega-3-Fettsäure, die man auch in Meeresfischen findet. Sie kann Herz und Kreislauf stärken und schützen. Also, denken Sie daran, wenn Sie beim nächsten Mal Käse einkaufen, dass Ihr Herz echten Bergkäse besonders schätzt.

Herz- und Kreislauferkrankungen zählen zu den häufigsten und am meisten gefürchteten Krankheiten. Schon vorbeugend und ganz einfach lässt sich etwas dagegen tun.

Musik wirkt stärkend

Wer täglich eine halbe Stunde lang Musik hört, dem kann man gratulieren. Damit kann man nämlich eine Menge für die Gesundheit tun. Radio hören, überhaupt Musik genießen, fördert die Gesundheit. Das ist kürzlich auf einem Kongress der Europäischen Gesellschaft für Kardiologie (Herzmedizin) von einer Forschergruppe offiziell bestätigt worden. Das Anhören und Genießen von flotter Musik verbessert die Funktion der Blutgefäße im ganzen Körper. Man hat auch herausgefunden, warum das so ist und was im Körper passiert. Durch die Musik werden Glückshormone ausgeschüttet, und Stickstoffmonoxid wird in großen Mengen freigesetzt, was die Gefäße erweitert. Die Forscher schlagen deshalb vor, dass Patienten mit verengten Herzkranzgefäßen regelmäßig Musik hören sollten, denn das verbessere ihren Gesundheitszustand erheblich. Aber wie gesagt, es sollten mindestens 30 Minuten täglich sein.

Mitsingen in einem Chor sorgt für einen ruhigen Herzschlag

Wer etwas für sein Herz und für den Kreislauf tun möchte, der sollte nach neuesten Erkenntnissen Mitglied in einem Chor werden und regelmäßig an den Gesangsproben und an den Aufführungen teilnehmen. Man lernt beim Singen nämlich, richtig zu atmen. Und das ist wichtig für die Gesundheit insgesamt. Das wissen vielleicht viele schon. Nun haben Wissenschaftler der schwedischen Universität Göteborg entdeckt, dass man beim Singen unbewusst ganz bestimmte Atemübungen ausführt, wie sie zum Beispiel im Yoga erforderlich sind.

Die Studie in Schweden hat gezeigt: Das kontrollierte Ein- und Ausatmen beim gemeinsamen Singen ist so gesund, weil dadurch das Herz ruhiger schlägt und sich vom Stress des Tages erholen kann. Außerdem stellten die Wissenschaftler fest, dass sich die Herzfrequenz aller Chormitglieder dem Takt der Melodie anpasst. Das bedeutet, dass die Herzen aller Sängerinnen und Sänger beim Singen im gleichen Rhythmus schlagen, was gesund und auch entspannend ist.

Herz-Kreislauf-Probleme: Die Wintersonne kann helfen

In unseren Breiten treten in den Wintermonaten verstärkt Herz- und Kreislaufprobleme auf. Vielen Menschen macht ein erhöhter oder zu hoher Blutdruck zu schaffen. Das ist auch auf die schwache Einstrahlung der Sonne zurückzuführen. Es ist längst nachgewiesen, dass die UV-Strahlen der Sonne die Blutgefäße elastischer machen und den Blutdruck senken.

Das Sonnenlicht fördert im Körper die Bildung des Signalstoffes Stickstoffmonoxid in der Haut. Dieser entspannt die Blutgefäße. Bei der UVB-Strahlung wird Vitamin D gebildet. Und das Vitamin D (ich habe das bereits öfter erwähnt) aktiviert die Produktion der Stickstoffverbindung, die dann in das Blut wandert. Wie kann diese Erkenntnis genutzt werden? Unterstützend zur Therapie vom Arzt sollten wir, wann immer im Winter endlich einmal die Sonne scheint, sofort rausgehen und an einem windgeschützten Ort – warm bekleidet –, für zehn Minuten mit geschlossenen Augen die Sonnenstrahlen im Gesicht genießen.

Herzinfarkt – eine harmonische Nachbarschaft senkt das Risiko

Wie ist denn das Verhältnis zu Ihren Nachbarn? Kommen Sie mit den Leuten gut aus? Wenn ja, dann wäre zu überlegen, ob Sie nicht noch eins draufsetzen und Ihren Nachbarn etwas Gutes tun: Schenken Sie Blumen. Oder legen Sie ihnen ein Stück Kuchen vor die Tür. Weil es nämlich so wichtig ist, dass das gute Verhältnis zu den Nachbarn lange gut bleibt. Denn das ist für die Gesundheit von größter Bedeutung. Die meisten von uns wissen: Wer mit dem Rauchen aufhört, wer sich gesund ernährt und regelmäßig Sport treibt, der senkt damit ganz deutlich das Risiko für einen Herzinfarkt.

Aber was Sie unbedingt auch wissen sollten: Eine harmonische Nachbarschaft senkt das Risiko noch viel stärker. Das haben amerikanische Wissenschaftler im Rahmen einer Studie mit über 5000 Probanden festgestellt: Ein harmonisches soziales Umfeld ist für uns von größter Bedeutung. Ein guter Kontakt zu den Nachbarn ist also gut für das Herz und auch für das Wohlgefühl.

Herzmuskeln stärken durch Parmesan

Wenn Sie das lesen, werden Sie in Zukunft ganz sicher einen Löffel mehr vom fein geriebenen Parmesan auf ein Nudelgericht, auf die Pizza, aufs Risotto oder einen Auflauf streuen und genießen. Ernährungswissenschaftler der Universität Graz haben in verschiedenen Lebensmitteln den Nahrungsbestandteil Spermidin nachgewiesen. Dieses Spermidin hat lauter gute gesundheitsfördernde Eigenschaften. Es stärkt das Herz und kann verhindern, dass die Herzwand dicker und dass der Herzmuskel steif wird – typische Alterserscheinungen.

Jetzt wollen die Forscher der Frage nachgehen, ob der Mensch diese Erkenntnis auf medizinischem Gebiet eines Tages wird nutzen können, und denken intensiv über die Entwicklung spezieller Lebensmittelextrakte nach. Eines aber weiß man: Der Nahrungsbestandteil Spermidin ist in allen Hartkäsesorten sowie in Getreide und Bohnen enthalten. Und offensichtlich in interessanten Mengen im Parmesan. Lassen Sie sich den also richtig gut und möglichst oft schmecken.

Herzrasen oder Herzrhythmusstörungen mit einer alten Heilpflanze behandeln

Sowohl jüngere als auch ältere Menschen leiden an Herzrasen oder an Herzrhythmusstörungen. Meist ist dieses Problem mit Nervosität verbunden. Wissenschaftler suchten lange nach einem Heilkraut, mit dem man das Herzrasen positiv beeinflussen kann. Nach eingehenden Studien wurde nachgewiesen, dass die Heilpflanze Herzgespann – eines der ältesten Heilkräuter – bei der Behandlung von Herzrasen und Herzrhythmusstörungen eine erstaunlich positive Wirkung zeigt und es sinnvoll ist, es auch vorbeugend zu nehmen. Man weiß auch, wie das Kraut wirkt. Es verbessert die Durchblutung des Herzmuskels und senkt den Puls. Und es stärkt gleichzeitig die Nerven. So wird der Heilkräutertee zubereitet: Zwei Teelöffel des getrockneten Krauts aus der Apotheke in einer Teetasse mit kochendem Wasser überbrühen und zugedeckt zehn Minuten ziehen lassen. Durchseihen. Im Rahmen einer Kur drei Wochen lang täglich zwei Tassen trinken, lauwarm, mit etwas Honig verrührt.

Was dem Herz guttut, hilft auch dem Geist

In den kalten Wintermonaten und ganz besonders während der Feiertage leben wir weniger gesund. Wir bewegen uns weniger, essen deftiger und fetter. Das tut dem Körpergewicht, den Cholesterin- und Blutdruckwerten nicht gut. Wer gesund bleiben möchte oder bereits schlechte Werte hat und einer Herz-Kreislauf-Erkrankung vorbeugen möchte, der sollte speziell zu den Festtagen nicht zu große Mengen von den köstlichen Speisen verzehren, sollte Alkohol zurückhaltend konsumieren sowie süßen und fetten Verlockungen nicht zu sehr erliegen. Ideal wäre, nicht zu-, sondern sogar etwas abzunehmen. Man erzielt damit nach neuen wissenschaftlichen Erkenntnissen einen Doppelerfolg für die Gesundheit. Experten am University College London und am französischen Inserm-Institut haben nachgewiesen, dass alles, was wir für Herz und Kreislauf, für bessere Blutfett- und Blutdruckwerte sowie fürs Abnehmen tun, gleichzeitig auch unser Gehirn fit macht. Ich finde, dass das eine so gute Nachricht ist, dass man den Rat befolgen sollte.

Trotz Heuschnupfen unbedingt die Räume lüften

Wer unter Heuschnupfen leidet, vermeidet Spaziergänge und lässt zur Zeit der Frühlings- und Sommerblüten am liebsten alle Fenster zu, um sich vor den Pollen zu schützen. Die Folge: Die Luft in den Räumen wird immer schlechter. Also dennoch alle Fenster öffnen?

Forscher der Technischen Universität München haben die Ergebnisse einer aktuellen Studie präsentiert. Daraus geht hervor, dass regelmäßiges Stoßlüften die geeignete Methode ist, damit frische Luft, aber so wenig Pollen wie möglich in die Räume dringen. Stundenlang gekippte Fenster hingegen sind nicht zu empfehlen. Die Pollenkonzentration in einem Raum wird aber auch größer, wenn viele Menschen von draußen Räume betreten und verlassen, da sich die Pollen auch auf der Kleidung festsetzen und im Hausstaub ansammeln. Die Studie empfiehlt: regelmäßiges, kurzes Stoßlüften, häufiges Staubwischen und möglichst wenig Besuch zulassen. Das könnte helfen, probieren Sie es doch einfach mal aus.

91

Hitzesymptome durch kühlende Lebensmittel verbessern

An heißen Sommertagen fühlt man sich nur dann wohl, wenn man sich richtig ernährt, fette und reichhaltige Speisen meidet. Erfreulicherweise gibt es Lebensmittel, die von innen her kühlend wirken. Dazu gehören zum Beispiel Wassermelonen sowie Zucker- und Honigmelonen. Sie bestehen zu 90 bis 95 Prozent aus Wasser und liefern zahllose Vitamine und Mineralstoffe. Ideale Durstlöscher sind auch Gurken. Sie haben 98 Prozent Wassergehalt. Der Gurkensaft liefert Elektrolyte, die schnell vom Organismus aufgenommen werden. Sie lindern die typischen Hitzesymptome wie Erschöpfung und Mattigkeit. Zitrusfrüchte regulieren den Wasserhaushalt im Körper und haben einen positiven Einfluss auf den Blutdruck. Auch Tomaten wirken kühlend an drückend heißen Tagen. Nehmen Sie in Ihren Speiseplan öfter auch Joghurt auf, der ist leicht verdaulich, liefert Energie und stärkt mit seinen wertvollen probiotischen Bakterien die Immunkraft. Wer auch an heißen Tagen nicht auf Fleisch verzichten will, sollte gekochtes Geflügel wählen.

Honig macht gesund und schön.

Beim Wort »Honig« denken die meisten an ein Frühstück mit Butter und Honig auf dem Brot, doch ist die wertvolle Naturarznei vielseitiger verwendbar. Das ist auf seine pflanzlichen Hormonstoffe, das breite Angebot an B-Vitaminen und auf die zahllosen Mineralstoffe zurückzuführen.

Wenn man unter Stress steht und nervös ist, kann man sich schnell beruhigen, wenn man einen Teelöffel Honig langsam im Mund zergehen lässt. Wer abends nicht einschlafen kann, trinkt ein Glas warme Milch, verrührt mit einem Esslöffel Honig.

Aber auch äußerlich kann Honig hilfreich sein. Trockene oder rissige Lippen werden wieder geschmeidig, wenn sie über Nacht mit Honig bestrichen werden. Wenn Sie beginnende, zarte Falten glätten wollen, dann mischen Sie eine Gesichtsmaske aus zwei Esslöffeln Honig mit zwei Esslöffeln Quark und tragen sie auf das gereinigte Gesicht auf. Lassen Sie sie 15 Minuten einwirken, entspannen Sie sich dabei und waschen Sie die Maske danach sanft mit lauwarmem Wasser ab.

Husten im Sommer: Apfelkompott und Thymian essen

Bei einem plötzlichen Temperatursturz und in kühlen Nächten kann man auch im Sommer Halsschmerzen und Husten bekommen, auch wenn viele sich das gar nicht vorstellen können. Beides ist sehr lästig und meist auch hartnäckig. Wer liegt in der schönen Jahreszeit gern im Bett, um eine Erkältung auszukurieren? Es gibt ein bewährtes Hausrezept, das man sofort einsetzen sollte, wenn sich die ersten Symptome zeigen: Apfelkompott mit Thymian. Das schmeckt köstlich und wirkt.

Schneiden Sie zwei geschälte Äpfel in kleine Stücke, träufeln Sie den Saft einer halben Zitrone darüber, damit sie nicht braun werden. In einen Topf geben und mit kaltem Wasser knapp bedeckt auf den Herd stellen. Nun zwei Gewürznelken, eine Stange Zimt und Rohrohrzucker nach Geschmack dazugeben sowie drei Zweige Thymian. Bringen Sie das Ganze zum Kochen und lassen es dann so lange ziehen, bis die Apfelstücke weich sind. Das Apfelkompott sollte man möglichst lauwarm und in kleinen Portionen genießen.

Ein intaktes Immunsystem hält Krankheitserreger fern und hat eine große Bedeutung für die Gesundheit. Es zu hegen und zu pflegen ist also sehr wichtig.

Bürstenmassagen wirken immunkraftstärkend

Haben Sie je zum Aufbau und Stärken der Immunkraft eine Bürste verwendet? Sie sollten es tun. Wer seinen Körper regelmäßig mit einer Bürste massiert, wird dabei nicht nur fit und vital, der gesamte Organismus wird angeregt. Die Bürstenmassage härtet den Körper ab, schützt vor Erkältungen. Und wenn man das täglich macht, kann man damit Herz und Kreislauf kräftigen. Beginnen Sie die Massage beim rechten Fuß mit kreisförmigen Bewegungen, massieren Sie von unten nach oben. Nach dem Fuß kommt der Unter-, dann der Oberschenkel dran. Schließlich ist das Gesäß an der Reihe. Nach dem rechten Bein führt man die Bürste kreisend am linken Bein entlang. Jetzt ist es Zeit für die Arme, die bis zu den Schultern massiert werden. Zuerst der rechte, dann der linke Arm. Zum Schluss werden Bauch und Brust massiert.

Die Kraft der Natur wehrt Bakterien ab

Durchwandern Sie, wann immer es möglich ist, Wälder, Wiesen, Berge und Täler, umrunden Sie einen See. Das ist wichtig für die Gesundheit. Der Anblick einer schönen Landschaft tut der Seele gut und stärkt das Immunsystem. Das konnten amerikanische Forscher anhand von Blutuntersuchungen nachweisen. Nach Wanderungen in besonders romantischen Gegenden hatten die Probanden weitaus weniger Entzündungswerte im Blut als zuvor. Das haben übrigens parallel dazu auch die Analysen von 200 Studien ergeben, die an der Schweizer Universität Bern durchgeführt worden sind. Dabei ist auch noch ein weiterer wichtiger Aspekt entdeckt worden: Positive Erlebnisse in der Natur regen den Stoffwechsel an und senken zu hohe oder erhöhte Blutzuckerwerte.

Das Immunsystem wird durch viel Arbeit gestärkt

Wenn jemand fragt: »Wie geht es dir?« und die Antwort lautet: »Ich hab so wahnsinnig viel zu tun!«, dann tut das der Gesundheit gut. Wer viel arbeitet und einen gefüllten Terminkalender hat, der ist zufriedener und hat deswegen auch ein starkes Immunsystem. Eine mehrjährige Studie an der schwedischen Universität von Göteborg hat ergeben, dass die Basis für ein harmonisches Lebensglück ein mit Aufgaben ausgefüllter Tag ist. Wenn man etwas erarbeitet, erlebt man Lebenssinn. Dieses Gefühl erreicht man nicht, wenn man untätig herumsitzt, auch wenn man deswegen von anderen beneidet wird. Wer hingegen viele Aufgaben zu erfüllen hat, ist langfristig zufrieden. Die Quintessenz der Uniforscher: Viel Arbeit hat positive Wirkungen. Wichtig aber ist, dass die Arbeit nicht unter Druck ausgeführt wird und kein Stress entsteht, damit man Freizeit, Liebe und Freundschaften besser genießen kann.

Infekte im Herbst: Pessimisten sind anfälliger als Optimisten.

Wenn der Sommer zu Ende geht, müssen wir einiges tun, damit unser Immunsystem gestärkt wird, und Gefahren ausweichen, die es schwächen können – zum Beispiel durch eine ungesunde Ernährung, zu wenig sportliche Bewegung, Stresssituationen, Ärger oder Kränkungen. Alle, die im Laufe des Sommers nichts für die körpereigenen Abwehrkräfte getan haben, werden im Herbst schneller krank. Nun haben Wissenschaftler der Londoner Roehampton-Universität nachgewiesen: Ein prächtiger Schutz vor einer Erkältung ist eine optimistische Einstellung zum Leben. Pessimisten sind deutlich anfälliger für Infekte der oberen Atemwege und bekommen sehr bald Schnupfen und Husten. Optimisten hingegen gehen meist gesund und fit in die ungemütlichere Jahreszeit. Das beweist, was man eigentlich schon lange vermutet hat: Optimismus stärkt das Immunsystem und fördert somit die Gesundheit.

Insektenstiche mit natürlichen Mitteln behandeln

So wunderschön der Sommer auch ist, lästige Insekten können uns die Freude an dieser Jahreszeit nehmen. Es sind vor allem Mücken, Stechfliegen und Wespen, die uns wehtun. Man sollte sofort etwas unternehmen, damit die betroffene Hautstelle nach einem Stich nicht anschwillt, rot wird und oder sich entzündet. Dagegen gibt es wirksame Naturrezepte. Schneiden Sie eine Zwiebel oder eine Zitrone in zwei Hälften und reiben Sie die Einstichstelle damit ein. Sie können auch reinen Aloe-vera-Saft in die Stichstelle massieren. Sehr wirksam kann auch sein, wenn Sie auf einen nassen Waschlappen etwas Salz streuen und die betroffene Stelle damit behandeln. Noch einfacher ist es, wenn Sie die Stichstelle mit einer Mischung aus Salz und eigenem Speichel behandeln. Auch ein Eiswürfel aus dem Tiefkühlfach hilft, wenn Sie die Stelle 30 bis 50 Sekunden lang damit bestreichen.

Jammern ist schlecht, aufschreiben tut gut!

Jeder von uns erlebt im Laufe eines Jahres immer wieder einen Tag, an dem er sich ganz und gar nicht wohlfühlt. Daran können das Wetter, Sorgen, unangenehme Mitmenschen, aber auch heikle Verpflichtungen schuld sein. Die Folgen: Man ist bei der Arbeit blockiert, hat ein schwaches Immunsystem. Wie kommt man aus diesem Zustand schnell wieder heraus? Amerikanische Psychologen der Universität Chicago haben etwas Interessantes herausgefunden: Wenn jemand an einem solchen Tag immer wieder ausspricht, wie grauenhaft er sich fühlt, schadet ihm das gewaltig, weil er weiterhin schlecht drauf ist. Wenn er jedoch seine negativen Gefühle und Gedanken aufschreibt, ist das eine sehr hilfreiche Therapie. Man spricht von »Schreibtherapie«. Das heißt, dass man nicht jammern, sondern den negativen Satz »Ich fühle mich grauenhaft!« einfach hinschreiben sollte. Das Aufschreiben negativer Gefühle hilft, aber es schadet, sie auszusprechen. Probieren Sie es doch einfach mal aus.

Juckreiz – richtig kratzen

Das kann passieren: Urplötzlich macht sich an einer Körperstelle ein lästiger Juckreiz bemerkbar, an der rechten Schläfe, am linken Ellenbogen, am Knie oder sonstwo. Jeder von uns fängt sofort an, an den juckenden Stellen zu kratzen, so lange, bis die Haut an dieser Stelle gereizt ist und rot wird. Das tut in den ersten Sekunden gut, doch dann setzt der Juckreiz gleich wieder ein. Ein Wissenschaftlerteam der Universität Lübeck hat jetzt herausgefunden, warum das Kratzen bei Juckreiz in den meisten Fällen erfolglos ist: Wir kratzen an der falschen Stelle. Die Forscher haben etwas Kurio-

ses entdeckt: Man kann den Juckreiz auf der linken Körperseite stoppen, wenn man an der genau gegenüberliegenden Stelle auf der rechten Seite kratzt. Das funktioniert natürlich auch umgekehrt. Keiner weiß, warum das so ist. Zugegeben: Es funktioniert nicht immer. Aber doch in den meisten Fällen.

Jung bleiben durch abschließendes kaltes Duschen

Die meisten von uns freuen sich am Morgen nach dem Aufwachen auf eine heiße oder warme Dusche. Doch Experten sagen, dass eine morgendliche Wechseldusche mit abwechselnd warmem und kaltem Wasser besser ist. Wobei der letzte Guss kalt sein sollte. Es gibt dafür mehrere Gründe. Heißes Wasser entzieht der Haut und den Haaren Feuchtigkeit. Kaltes Wasser zieht die Poren der Haut zusammen. Die Folge: Die Haare glänzen und werden geschmeidig. Kaltes Wasser stärkt das Immunsystem. Wer kalt duscht, atmet automatisch tiefer ein und aus. Dadurch wird die Sauerstoffzufuhr verstärkt, und man fühlt sich vitaler. Das Herz pumpt das Blut rascher durch die

Adern. Eine kalte Dusche kurbelt zudem die Fettverdauung an. Das alles hat man an der niederländischen Universität Maastricht nachgewiesen. Wer als letzten Guss kaltes Wasser anwendet, bleibt länger jung – das ist Anti-Aging im Badezimmer.

Kaffee: die Liebe dazu vererbt sich.

Trinken Sie gern Kaffee? Trinken Sie gern viel Kaffee? Sie müssen deshalb kein schlechtes Gewissen haben. Wenn Sie von Freunden, Bekannten oder Verwandten auf den Kaffeekonsum angesprochen werden, haben Sie ab sofort ein gutes Argument. Sie können nämlich mit gutem Gewissen sagen: »Ich habe den Hang zum Kaffeetrinken geerbt!« Das ist das erstaunliche Resultat einer Studie in Kalifornien. Die Sucht nach dem Getränk aus Kaffeebohnen vererbt sich. Man hat den Grad der Abhängigkeit von Koffein bei erwachsenen eineiigen und zweieiigen Zwillingen untersucht. Nur die eineiigen Zwillinge konsumierten so viel Kaffee wie die Eltern. Hätten die Kinder die Vorliebe zum Kaffee den Eltern früher bloß abgeschaut, dann hätten alle Zwillinge den

Koffeingenuss zelebriert. Somit ist bewiesen, dass genetische Faktoren eine Rolle spielen, wenn Sie als Erwachsener auf Kaffee nicht verzichten können.

Kälte genießen: Frostschutz von Kopf bis Fuß

Wer nach einem längeren Spaziergang durch die Winterlandschaft friert und möglicherweise eine Erkältung bekommt, hat vieles falsch gemacht. So eine Wanderung bei niedrigen Temperaturen kann nur dann ein Genuss sein, wenn man auf »Frostschutz« achtet. Man muss feste, warme Schuhe tragen, denn wer eine Stunde mit kalten Füßen unterwegs ist, muss damit rechnen, dass die Temperatur in den Mundschleimhäuten um bis zu zwei Grad sinkt. Damit sind sie schlecht durchblutet, trocknen aus und können sich nicht mehr gegen Viren und Bakterien wehren. Auch eine warme Kopfbedeckung ist wichtig. Wir haben am ganzen Körper Rezeptoren, die verhindern, dass wir zu viel Körperwärme abgeben, am Kopf aber haben wir nur wenige. Daher kann man ohne Kopfbedeckung bis zu 42 Prozent der körpereigenen Wärme verlieren, wodurch die Immunkraft abnimmt.

Kälte und trübe Gedanken durch heiße Schokolade vertreiben

An düsteren Wintertagen brauchen wir etwas, das unserer Seele Kraft gibt. Entscheiden Sie sich für eine Tasse Trinkschokolade.

Dafür gibt es mehrere gute Argumente: Schokolade – auch wenn sie geschmolzen ist – enthält die Substanz Phenylethylamin. Diese wirkt im Körper des Menschen als Neurotransmitter (Botenstoff), der im Gehirn positives Denken, Glücksgefühle und seelisches Wohlbefinden auslöst. Wer traurig ist, bekommt wieder Auftrieb. Außerdem fördert das Phenylethylamin die Produktion des körpereigenen Glückshormons Serotonin. Prof. Dr. Peter Rogers vom Institut für Ernährungsforschung in Norwich, England, hat nachgewiesen, dass beim Trinken von heißer Schokolade auch deshalb Glücksgefühle entstehen, weil zusätzlich noch Beta-Endorphin freigesetzt wird. Außerdem werden Schmerzen gelindert, weil Schokolade in Minimengen natürliche, harmlose Betäubungsstoffe enthält. Also: Gönnen Sie sich ab und zu eine Tasse Trinkschokolade! Denn sie weckt bei vielen sicher auch noch angenehme Kindheitserinnerungen.

Katzenschnurren wirkt wie eine Naturarznei.

Wer mit einer Katze lebt und zu dem Tier ein inniges Verhältnis aufgebaut hat, wer das heiß geliebte Haustier oft in seinen Armen hält oder es auf dem Schoß sitzen hat und streichelt, der wird das vertraute Schnurren seines Lieblings jedes Mal genießen, denn die Zuneigung löst auch Glücksgefühle aus. Nun haben Wissenschaftler an der Universität Graz in Österreich herausgefunden, dass dieses Schnurren nicht nur der Seele guttut. Es ist auch eine echte Naturmedizin, vor allem, wenn man es oft auf sich einwirken lässt.

Das Schnurren der anschmiegsamen Katze hat eine heilende Wirkung, speziell bei rheumatischen Schmerzen, ganz besonders bei Muskel- und Gelenkproblemen, sehr oft auch bei Spannungskopfschmerzen. Warum das so ist, hat man noch nicht herausgefunden. Die Frage war jedoch: Was machen Katzenhaarallergiker und Menschen, die keine Katze haben? Wie können sie diese Naturarznei nutzen? Kein Problem. Grazer Mediziner haben ein »Schnurrgerät« entwickelt.

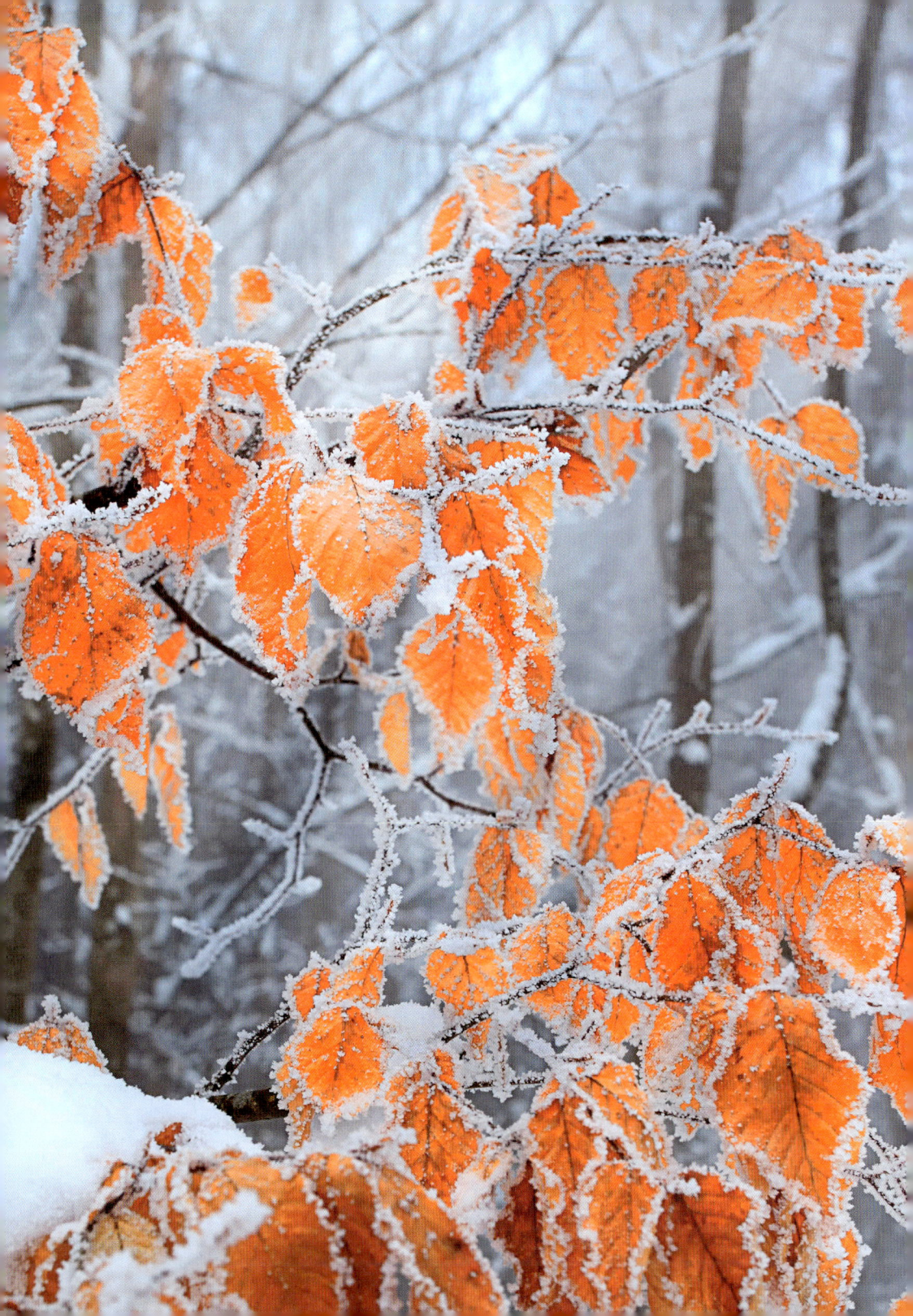

Kaugummi kauen ist gesünder als gedacht.

Gehören Sie zu den Kaugummikauern? Oder können Sie es nicht ertragen, wenn andere die Gummimasse kauen? Man mag dazu stehen, wie man will. Doch der Kaugummi kann gesundheitsfördernd sein. Finnische Forscher haben herausgefunden, dass durch Kaugummikauen genau jene Bakterien bekämpft werden, die zum Beispiel eine Mittelohrentzündung auslösen können. Kaugummikauen verhindert aber auch Autounfälle. Jeder vierte Unfall geschieht durch Übermüdung am Steuer. An der Universität Saragossa in Spanien hat man nachgewiesen, dass das Kauen wach hält und das Reaktionsvermögen steigert. Daher ist es nicht verwunderlich, was Prof. Siegfried Lehrl der Universität Erlangen festgestellt hat: Kaugummikauen bringt mehr Sauerstoff ins Gehirn, und das steigert die Konzentration um bis zu 20 Prozent. Das bedeutet auch, dass die Kauerei die Lernfähigkeit verbessert. Und: Wer nach einer Mahlzeit Kaugummi kaut, kann Sodbrennen verhindern.

Knochen stärken durch Tanzen und Hüpfen

Können Sie sich noch an Ihre Kindheit erinnern? Da sind Sie sicher mit anderen Gleichaltrigen im Garten, auf der Straße oder wo immer es möglich war, herumgehüpft. Auch Seilspringen war eine beliebte Freizeitbeschäftigung. Warum ich daran erinnere? Weil Sie das als erwachsener Mensch auch wieder tun sollten. Und wissen Sie, warum? Wer die Kindheit längst hinter sich hat, geht viel ruhiger durchs Leben. Zum Nachteil für die Knochen. Eine neue wissenschaftliche Studie belegt, dass durch leichte Sprungbewegungen im Erwachsenenalter das Risiko für einen Knochenbruch um bis zu 60 Prozent sinkt. Mit jeder positiven Erschütterung bekommt unser Körper über das Gehirn das Signal, die Knochendichte zu verbessern. Ein guter Grund für Frauen und Männer, so oft wie möglich herumzuhüpfen, zu springen oder zu tanzen.

Konzentration fördern durch eine Wasserfallübung

Sie haben das sicher selbst schon erlebt: Ihr Gehirn ist blockiert. Sie können nicht klar denken, sich nicht konzentrieren. Dagegen gibt es eine einfache Übung. Setzen Sie sich aufrecht mit möglichst gerader Wirbelsäule auf das vordere Drittel eines Stuhles. Die Beine sollten schulterbreit aufgestellt sein. Nun stellen Sie sich vor, dass Sie unter einem Wasserfall sitzen oder unter einer angenehm warmen Dusche. Versuchen Sie zu spüren, wie das Wasser vom Kopf bis zu den Zehen gleitet. Zugleich sollten Sie sich vorstellen, wie die geistigen Verspannungen weggeschwemmt werden. Heben Sie nun die Hände in Brusthöhe. Die Handflächen schauen wie zum Gebet zueinander. Beide Daumen zeigen zum Körper. In dieser Stellung spreizen Sie alle Finger beider Hände und klopfen die Fingerkuppen aneinander. Zuerst einzeln die gegenüber platzierten Kuppen, danach alle Fingerkuppen gleichzeitig.

Kopfschmerzen: Wer darunter leidet, wird froh sein über jedes Rezept, das die Qual lindern oder sogar ganz beseitigen kann.

Ein Bleistift kann Wunder wirken

Viele kennen das Problem, vor allem während anstrengender Tätigkeiten.

Plötzlich treten heftige Spannungskopfschmerzen auf, die durch Stress und Verspannungen ausgelöst werden. Viele denken nicht lange nach und greifen zu einem Kopfschmerzmittel. Das sollten Sie nicht tun. Versuchen Sie es doch zuerst mit einem einfachen Trick. Sie brauchen dazu nur einen Bleistift. Nehmen Sie ihn locker und quer zwischen die Zähne. Aber bitte nicht zubeißen. Sie werden staunen, wie schnell das funktioniert. Wenn wir unter Druck stehen, neigen wir dazu, die Zähne zusammenzupressen. Dadurch werden die Kiefergelenke hart, was sich auf Muskeln, Kiefer und Schläfen auswirkt. Man bekommt Kopfschmerzen oder einen Migräneanfall. Durch die »Zahnbalance« mit dem Bleistift lockert man automatisch die Wangenmuskeln und kann damit die Schmerzursache beseitigen.

Schwere Handtaschen können Kopfschmerzen verursachen

Es gibt Frauen, die permanent unter Kopfschmerzen leiden. Sie wollen die Ursache herausfinden, gehen von einem Arzt zum anderen. Man findet nichts. Die Frau ist gesund. Es gibt oft kuriose Lösungen. Frauen, die von ständigen Kopfschmerzen geplagt werden, sollten einmal ihre Handtasche überprüfen. In vielen Fällen schleppen sie riesengroße Taschen mit sich, die randvoll gefüllt sind mit Mobiltelefon, Kosmetika und vielen anderen wichtigen Dingen. Diese Tasche wird meist immer auf derselben Schulter – also einseitig – getragen. Dadurch wird der Schulter-Nacken-Bereich sehr stark belastet. Und das löst die Kopfschmerzen aus. Wie kann man erfolgreich an das Problem herangehen? Wählen Sie nur kleine Taschen, in die nur das Allernötigste kommt. Wechseln Sie den Tragriemen öfter von einer Schulter zur anderen. Und dann kann es sein, dass die Kopfschmerzen weg sind.

Musik kann den Schmerz dämpfen

Wer von unerträglichen Spannungskopfschmerzen gequält wird, würde bei dem Rat »Dreh das Radio an und hör Musik!« zunächst denken, der Ratgeber ist bescheuert. Dabei hat er recht. Der deutsche Wissenschaftler und Schmerzexperte Prof. Dr. Christof Müller-Busch hat nachgewiesen, dass beim Hören von Musik der Spannungskopfschmerz nicht so extrem wahrgenommen wird. Wer sich bei einem Kopfschmerzanfall hinsetzt und Musik hört, die er besonders liebt, löst damit einen heilenden Mechanismus aus: Durch den Musikgenuss werden ganz bestimmte Zentren im Gehirn gedämpft. Die Folge: Es werden weniger Schmerzen ausgelöst. Man muss bei dieser Musiktherapie, die keine Nebenwirkungen hat, etwas Geduld haben. Aber auch eine Schmerztablette braucht 15 bis 20 Minuten, bis sie wirkt.

Wasser trinken …

Kopfschmerzen können den ganzen Tag verderben. Statt eine Schmerztablette zu nehmen, sollte man Wasser trinken. Wissenschaftler der Universität Maastricht in den Niederlanden betonen: »Jeder Kopfschmerzpatient sollte zuerst immer zu einem einfachen, natürlichen Rezept greifen, denn man kann damit oft zu einem verblüffenden Ergebnis kommen.« Sie haben an der Uni eine Testreihe mit einer Gruppe von 100 Probanden durchgeführt, wobei sich herausgestellt hat: Bei denjenigen, die über den Tag verteilt sieben Gläser kaltes Wasser getrunken haben, waren aufkommende Kopfschmerzen ganz schnell wieder verschwunden. Also, regelmäßig Wasser trinken gegen heranziehende Kopfschmerzen.

Heiße und kalte Umschläge

Auch extreme Temperaturschwankungen können Kopfschmerzen, meist Spannungskopfschmerzen, verursachen. Es lohnt sich immer, zur Abhilfe zunächst die Kräfte der Natur zu nutzen. Ich empfehle Ihnen ein einfaches, aber sehr wirksames Hausmittel, um die qualvollen Kopfschmerzen rasch wieder loszuwerden. Das Ziel Ihrer Behandlung muss der Nacken sein, durch den so viele Nervenbahnen geleitet werden. Halten Sie einen Waschlappen unter heißes Leitungswasser, wringen Sie ihn etwas aus und legen Sie ihn für 30 Sekunden in den Nacken. Danach halten Sie einen zweiten Waschlappen unter kaltes Wasser, wringen ihn etwas aus und legen ihn für nur 15 Sekunden in den Nacken. Machen Sie das mehrmals nacheinander, immer zuerst heiß, dann kalt. Der Schmerz wird bald geringer werden.

Erdbeeren

Erdbeeren sind kleine Kraftpakete, randvoll mit Vitaminen, Mineralstoffen und Bioaktivstoffen. Sie versorgen uns mit Folsäure, Kalium, Mangan. Erdbeeren enthalten mehr Vitamin C als Zitronen und mehr Eisen als die Rote Bete. Die sind wichtig zur Stärkung der Immunkraft, aber auch für die Vitalität. Erdbeeren sind reich an den Pflanzenfarbstoffen Kämpferol und Ellagsäure. Beide Bioaktivstoffe senken das Risiko für die Bildung von Krebszellen und schützen uns vor Umweltschadstoffen. Dann gibt es in der Erdbeere Katechine: Gerbstoffe, die entzündungshemmend und gegen Bakterien wirken. Die Erdbeere ist aber auch ein natürliches Schmerzmittel. Sie liefert uns Methylsalicylsäure, die der Acetylsalicylsäure ähnelt, die wir von Schmerztabletten kennen. Sensible Menschen können daher mit einer Portion von 15 Erdbeeren Kopfschmerzen lindern oder ganz ausschalten.

Schmerzmittel individuell für sich mixen

Was halten Sie davon, sich einmal Ihr ganz persönliches natürliches Kopfschmerzmittel selbst herzustellen? Das geht ganz einfach: Besorgen Sie sich je ein Fläschchen Eukalyptusöl, Nelkenöl und Minzöl. Gießen Sie in ein leeres Apothekenfläschchen vier Esslöffel kalt gepresstes Olivenöl bester Qualität und geben Sie der Reihe nach zuerst fünf Tropfen Eukalyptusöl, dann vier Tropfen Minzöl und zum Schluss fünf Tropfen Nelkenöl dazu. Gut schütteln, dann mindestens fünf Minuten ruhen lassen. Danach geben Sie etwas von dem Mix auf Zeigefinger und Mittelfinger und massieren Ihr eigenes Kopfschmerzmittel sanft in die Schläfen, in die Stirn und in den Nacken. Sie werden staunen: Nach zehn bis 15 Minuten sind die Kopfschmerzen verschwunden.

Eine gute Körperhaltung durch Barfußlaufen erreichen

Haben Sie schon einmal beobachtet, wie elegant sich buddhistische Mönche bewegen? Sie schreiten aufrecht und stolz einher. Sie haben eine gerade Körperhaltung, ihre Gesichter sind niemals zu Boden, sondern immer nach vorn gerichtet. Wissen Sie, wie die Mönche diese Körperhaltung schon im Kindesalter erlernen? Sie verzichten einen Großteil ihres Lebens auf festes Schuhwerk. Sie sind der Meinung, dass Barfußlaufen für eine natürliche Gangart sorgt und dass es den Rücken entlasten kann. Daher mein Vorschlag: Wenn Sie eine gesunde Körperhaltung anstreben, sollten Sie im Sommer jede Gelegenheit wahrnehmen und barfuß gehen. Auf einer Wiese, auf Steinen oder auf einem Rundholzbalken, im Prinzip also überall, ob draußen oder drinnen. Gehen Sie barfuß für einen aufrechten Gang.

Körperfrische durch Arnika

Das kann passieren. Man hat frühmorgens geduscht, fühlt sich frisch und für den Tag gerüstet. Und dann tritt etwas Unvorhergesehenes ein; man muss sich über den Nachbarn ärgern, man hat einen kurzen, aber heftigen Streit mit dem Partner. Oder es müssen noch schnell ein paar schwere Sachen aus dem Keller oder vom Dachboden geholt werden. Die Folge: Man ist verschwitzt, hat aber keine Zeit mehr, noch einmal zu duschen. Man will aber auf keinen Fall mit dem Achselschweiß die Wohnung verlassen. Was kann man dagegen tun? Es gibt ein schnell wirksames, natürliches Rezept. Gießen Sie in eine Schüssel einen Liter warmes Wasser, geben Sie zehn Tropfen Arnikatinktur dazu. Tauchen Sie einen Waschlappen ein und waschen Sie sich damit die Achselhöhlen. Sie können auch naturtrüben Apfelessig – 50 zu 50 mit warmem Wasser verdünnt –, verwenden. Beides hilft.

Auch Kreislaufprobleme können mithilfe einfacher Anwendungen natürlich gelöst oder verhindert werden.

Kräuterwasser

An heißen Tagen hat man Durst und möchte etwas trinken, das von innen her den Körper kühlt, erfrischt und vital macht. Die heutzutage angebotenen zuckerhaltigen Limos sind dafür nicht geeignet. Es ist besser, wenn man sich so einen gesunden Durstlöscher, ein edles Kräuterwasser, selbst zubereitet. Sie brauchen dafür einen großen Krug, der zwei Liter Wasser fasst. In diesen geben Sie

nun gut gewaschene frische Heilkräuter: 15 Pfefferminzblätter, 30 Blätter Zitronenmelisse, zehn Rosenblütenblätter aus biologischem Anbau sowie fünf Scheiben einer gewaschenen Bio-Zitrone. Diese Mischung übergießen Sie mit eineinhalb Liter Wasser und lassen den Krug an einem sonnigen Platz zehn Minuten stehen, damit die Kräuter ziehen können. Danach stellen Sie das Kräuterwasser für 15 Minuten in den Kühlschrank. Und schon können Sie Ihren ganz persönlichen Durstlöscher in vollen Zügen genießen.

Ingwerwasser stabilisiert

Im Sommer kann es schon das eine oder andere Mal vorkommen, dass der Kreislauf schlappmacht. Mit Schwindel und Übelkeit. Das erleben junge Leute genauso wie ältere Menschen. Damit es erst gar nicht soweit kommt, hier ein paar Tipps für einen stabilen Kreislauf. Trinken Sie mindestens zwei Liter Wasser am Tag. Noch besser: Trinken Sie Ingwerwasser. Kochen Sie einen halben Liter Wasser einmal auf und lassen Sie drei Scheiben einer geschälten Ingwerwurzel zehn Minuten darin ziehen. Dann, mit ganz wenig Honig verrührt, lauwarm trinken.

Machen Sie mehrmals am Tag Pausen, legen Sie sich auf den Rücken und die Beine hoch. Essen Sie viel rotes Obst und Gemüse: Erdbeeren, Kirschen, Tomaten und rote Paprika. Die Bioaktivstoffe dieser Früchte verbessern die Blutzirkulation und stabilisieren den Kreislauf. Lassen Sie zu jeder vollen Stunde kaltes Wasser über die Innenseite Ihrer Handgelenke fließen. Das alles ist wohltuend fürs Herz und kräftigt.

Kurze Stehpausen sind wichtig

Viele von uns verbringen den ganzen Tag mit Sitzen: am Arbeitsplatz vor dem Computer, daheim vor dem Fernsehgerät. Das viele Sitzen erhöht das Risiko für eine spätere Herz-Kreislauf-Erkrankung. Man kann sich davor schützen, kann Herz, Kreislauf und die Atemwege stärken, kann die Blutwerte verbessern. Und man braucht dafür gar nicht viel zu tun, sondern nur im Laufe des Tages und am Abend kurze Stehpausen machen. Australische Wissenschaftler haben im Rahmen einer Studie mit 4700 Probanden nachgewiesen: Wer viele Stunden am Schreibtisch sitzt, der sollte mindestens zu jeder vollen Stunde aufstehen und sich etwas bewegen, also selbst zum Drucker oder Kopierer gehen. Und zum Telefonieren aufstehen und dabei mit den Füßen auf und ab wippen. Schon diese wenigen Bewegungen verhindern, dass der Kreislauf versagt.

Kummer wird durch Alkohol verstärkt.

Jeder von uns hat dann und wann Kummer. Und jedes Mal, wenn man gekränkt, verbittert, verärgert oder traurig ist, denkt man über ein Mittel gegen das seelische Tief nach. Oft kommt dann der Rat von Freunden oder Bekannten: »Trink doch ein Glas Wein oder Sekt. Oder gönn dir einen Schnaps!« Hören Sie nicht auf derartige Empfehlungen. Sie erreichen damit gar nichts. Japanische Ärzte an der Universität von Tokio haben nachgewiesen: Es ist nicht möglich, den Kummer mit Alkohol zu ertränken. Im Gegenteil, der Trost aus Alkohol verlängert sogar die Kummerphase. Während des Alkoholkonsums verbessert sich die seelische Stimmung zwar kurzfristig, doch danach ist der Kummer sofort wieder da. Oft sogar verstärkt. Wie aber kann man denn wirkungsvoll gegen Kummer vorgehen? Ganz einfach: Trinken Sie Tee aus Passionsblumenblüten, aus den Blüten vom Johanniskraut oder aus den Blättern der Melisse. All diese Tees können das Leid wirklich lindern.

Kurzsichtigkeit – der Aufenthalt in der Natur kann davor schützen.

Die Kurzsichtigkeit ist ein weitverbreitetes Augenleiden. 65 Prozent aller Menschen in Deutschland tragen eine Brille oder Kontaktlinsen. Sie sind fehlsichtig. Die meisten sind kurzsichtig und können Menschen nur in der Nähe gut erkennen, Gegenstände in der Ferner nur schwer. Bei den Ursachen für die Fehlsichtigkeit spielt Vererbung eine Rolle, aber auch das Verhalten in Kindheit und Jugend. Durch häufiges Lesen, durch Handys und durch übertriebene Arbeit am Computer kann Kurzsichtigkeit gefördert werden. Augenspezialisten haben aber nachgewiesen, dass ein häufiger Aufenthalt im Freien das Entstehen oder das Fortschreiten von Kurzsichtigkeit bremsen oder verhindern kann. Das ist durch den natürlichen Lichteffekt möglich. Selbst an trüben Tagen ist das Licht draußen weitaus heller als drinnen in der Wohnung. Wer sich also oft draußen aufhält, leidet seltener an Kurzsichtigkeit als ein Stubenhocker.

Besser Küssen dank Naturjoghurt

Küssen Sie gern? Und möchten Sie den Ruf haben, besonders gut zu küssen? Wissenschaftler der japanischen Universität in Yokohama haben herausgefunden, was man tun muss, damit man besser küssen kann als andere. Einfach jeden Tag einen Becher ungesüßten Bio-Naturjoghurt genießen. Die schützenden, positiven Bakterien im Joghurt bekämpfen Mundgeruch, verhindern Zahnbelag und schützen vor Zahnfleischentzündung. Sie verbessern aber auch die Qualität der Atemluft und machen die Lippen besonders samtzart und weich. Der tägliche Bio-Naturjoghurt wird damit zur optimalen Grundlage für wunderbares Küssen. Im Rahmen der Studie hat sich gezeigt, dass man dieses Ziel erreicht, wenn man sechs Wochen lang täglich einen Becher Joghurt auslöffelt. Das gilt sowohl für leidenschaftliches Küssen als auch für das gesellschaftliche Bussi.

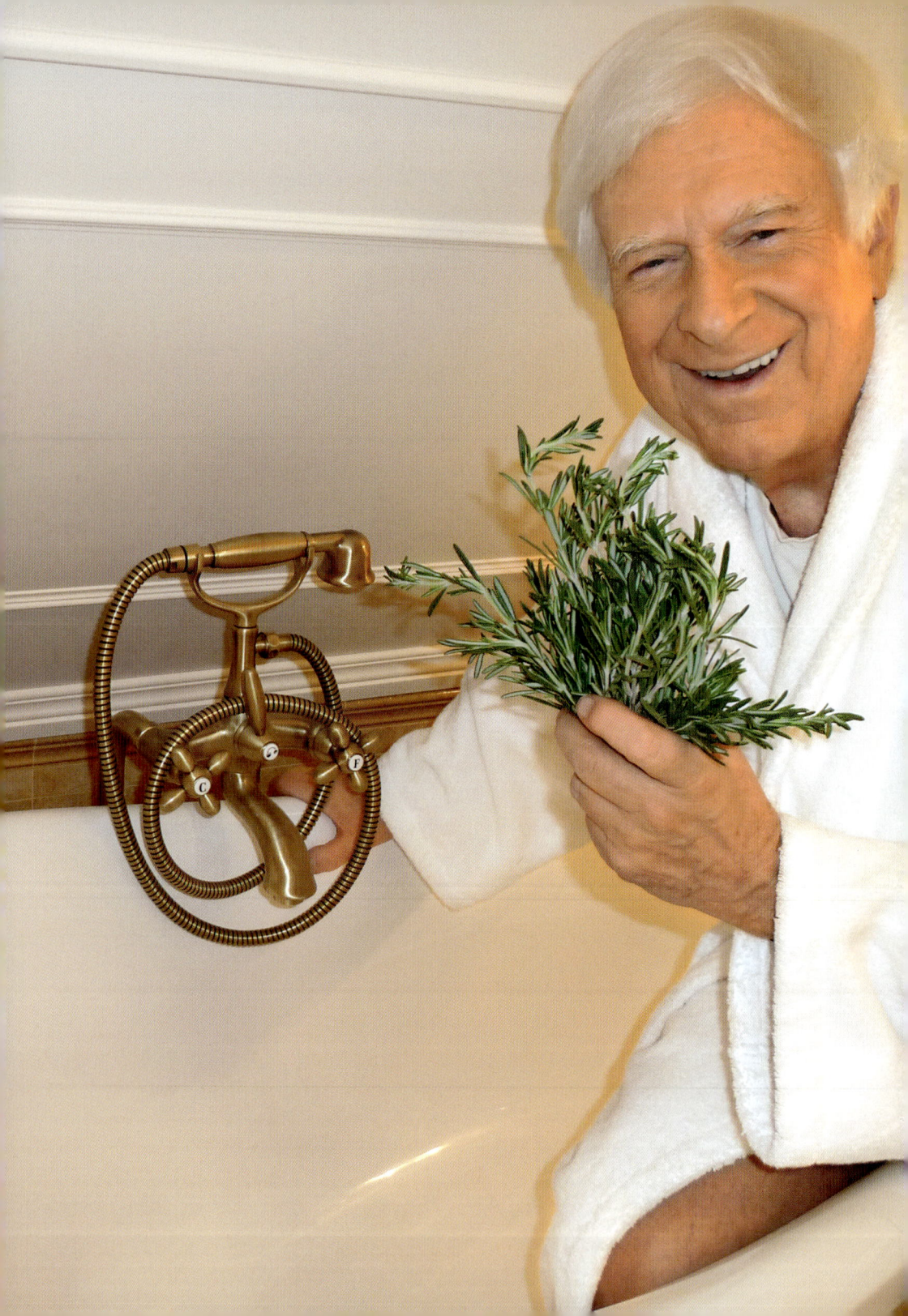

Wohlfühlrezepte von Lachen bis Osteoporose

Selbst Diabetes, schlechte Laune, Lampenfieber und noch viel mehr können durch die heilkräftigen Naturarzneien wie Massagen, Spaziergänge, Licht, Wärme oder Kälte gelindert werden. Viele Vorschläge sind verblüffend einfach, können leicht einmal ausprobiert werden.

Lachen ist ein Wundermittel …

Es stärkt die geistige Fitness

Jeder von uns möchte möglichst lange geistig fit bleiben. Dafür muss man einiges tun: Das Gehirn braucht Sauerstoff und muss mit Flüssigkeit versorgt werden. Deshalb ist Freizeitsport in freier Natur wichtig und das Trinken von mindestens eineinhalb Liter Wasser pro Tag. Das Gehirn braucht aber auch Nährstoffe, die beispielsweise Fisch, Nüsse und Sojaprodukte bieten. Und es muss trainiert werden: durch das Lernen von Fremdsprachen, das Lösen von Kreuzworträtseln und Gedächtnisübungen. Nun haben Wissenschaftler der amerikanischen Universität von Carolina herausgefunden, was dem Gehirn sonst noch guttut. Nämlich: einmal am Tag aus vollem Herzen lachen. Lachen stärkt das Gedächtnis, weil es das Gehirn von der Stressbelastung befreit. Fröhliche Menschen sind weitaus seltener vergesslich, können sich besser konzentrieren. Lachen Sie also, so oft es geht. Ihrem Gehirn zuliebe. Übrigens, eine weitere Studie hat ergeben: Einmal am Tag lachen ist für Körper und Geist genau so effektiv wie 30 Minuten Gymnastik.

Es kann die Werte eines Diabetikers verbessern

Lachen kann die natürlichen Abwehrkräfte stärken, Stress abbauen, Herz und Kreislauf stärken, Ärger schneller zum Verschwinden bringen. Nun hat Prof. Dr. Le Berk von der Universität von Loma Linda in Kalifornien, USA, mit seinem Team herausgefunden, dass Lachen die Werte eines Diabetikers entscheidend verbessert und einen überaus positiven Einfluss auf seine gesundheitliche Verfassung hat. Das fand, im Rahmen einer anderen Studie, auch Prof. Dr. Michael Miller von der Universität Maryland heraus. Zwei wissenschaftliche Arbeiten haben Diabetikern bestätigt: Wer regelmäßig lacht, der hat seine Stoffwechselstörung besser im Griff und erzielt eine bessere Lebensqualität, hat bessere Blutfett- und Blutdruckwerte, produziert weniger Stresshormone. Lachen ist also wirklich gesund.

Die Lachtherapie vor dem Spiegel mindert Frust und schlechte Laune

Oft ist man schon morgens nicht gut drauf und fürchtet schlechte Laune für den Tag. Die ist nicht gut fürs Betriebsklima und muss auch nicht bleiben. Sie können das Lächeln und Lachen trainieren, auch wenn Ihnen zunächst nicht danach ist. Stellen Sie sich vor den Spiegel und aktivieren Sie den Musculus zygomaticus major und den Musculus risorius, das sind die beiden Lachmuskeln. Stellen Sie sich im Badezimmer vor den Spiegel und ziehen Sie mit den Zeigefingern beider Hände die beiden Mundwinkel so weit es geht nach oben. Sie können dabei ruhig übertreiben. Versuchen Sie, dieses künstliche Lächeln zumindest 30 Sekunden zu halten. Noch besser ist es, wenn Sie es länger schaffen. Auch wenn Sie dabei noch so albern aussehen und wenn das Lächeln so ganz und gar nicht Ihrer momentanen Stimmung entspricht: Halten Sie durch. Lächeln Sie weiter. Sie werden bald merken, dass das den Frust verringert und die Produktion von Glückshormonen fördert.

Lampenfieber? Ohrläppchen massieren

Irgendwann im Leben kommt jeder in die aufregende Lage und muss bei einem Jubiläum, bei einer Hochzeit oder bei einer Firmenfeier eine Festrede halten. Allein der Gedanke, vor ein Mikrofon treten zu müssen und die Blicke vieler Menschen auf sich gerichtete zu sehen, versetzt viele in große Aufregung und Nervosität. Aber bitte: kein Beruhigungsmittel einnehmen. Es gibt einen Trick, mit dem man Ängste vertreiben und sich vor dem Auftritt beruhigen kann. Ziehen Sie sich für ein paar Minuten an einen ruhigen Ort zurück. Setzen Sie sich hin und massieren Sie vorerst kräftig mit Daumen und Zeigefinger der rechten Hand das rechte Ohrläppchen. Danach nehmen Sie sich mit dem Daumen und dem Zeigefinger der linken Hand das linke Ohrläppchen vor. Zum Schluss massieren Sie gleichzeitig beide Ohrläppchen. Und Sie können entspannt Ihre Rede halten und feststellen: Am Ende macht es sogar Spaß, einmal im Mittelpunkt zu stehen.

Langeweile ist wichtig für Kreativität und innere Kraft.

Das Wort »Langeweile« hat ein absolut schlechtes Image. Wir beurteilen es negativ, wenn sich jemand langweilt. Wir finden es nicht richtig, wenn unser Nachbar im Garten sitzt, in die Luft starrt und ab und zu einen Seufzer von sich gibt. Wir finden es unmöglich, wenn jemand auf einer Parkbank sitzend den Eindruck macht, als würde er nur die Zeit totschlagen. Bei Kindern stört es die Erwachsenen besonders. Eltern, Großeltern und Verwandte bemühen sich sofort, für das Mädchen oder den Jungen eine Beschäftigung zu finden. Das ist genau der falsche Weg. Jeder von uns – egal, ob erwachsen oder Kind –, muss oder sollte sich hin und wieder langweilen. Denn das ist ein Kurzurlaub für Geist und Seele. Langeweile fördert die Kreativität eines Menschen und gibt ihm innere Kraft. Nur wer sich zeitweise langweilt, findet Zeit, sich mit sich selbst zu beschäftigen. Auch wenn der Gedanke für Sie neu ist: Langeweile ist wohltuend.

ten konfrontiert wird, fragt sich: Wie kriege ich sie weg und wie schütze ich mich davor? Durchsuchen Sie alle gelagerten Lebensmittel und entsorgen Sie Larven und Eier der Motten. Auch die betroffenen Lebensmittel, die mit Fäden durchzogen und verklumpt sind, müssen entsorgt werden. Waschen Sie die Arbeitsflächen in der Küche und die Schrankfächer mit Essigwasser aus. Bewahren Sie künftig die Lebensmittel in Gläsern oder dicken Plastikdosen auf. Karton und dünnes Plastik sind kein Hindernis für das Ungeziefer. Eine Möglichkeit, die Lebensmittelmotten zu vertreiben oder fernzuhalten, ist, überall getrocknete Lavendelblüten, Lorbeerblätter, Gewürznelken, Zedernholz oder Pfefferminzblätter zu verteilen. Denn diese Gerüche mögen die Motten ganz und gar nicht.

Lebensmittelmotten mit Lavendel und Lorbeer vertreiben

Wenn es draußen warm wird, sind sie wieder da: die Lebensmittelmotten. Wir entdecken sie im Müsli, im Mehl, im Dörrobst, in den Kräutertees. Jeder, der mit diesen unappetitlichen Insek-

Lebensverlängernde Wirkung des Shoppens

Wussten Sie, dass Einkäufe Ihr Leben verlängern können? Bisher war uns völlig klar: Gesunde und ausgewogene Ernährung, positives Denken und regelmäßige sportliche Betätigung steigern zweifelsohne die Lebenserwartung des Menschen. Und nun kommt ein absolut neuer Aspekt dazu. Wenn Sie ein paar Jahre länger leben wollen, dann gehen Sie shoppen, so oft sie Zeit und Geld haben. Eine Studie von Wissenschaftlern in Taiwan hat ergeben, dass Senioren, die regelmäßig mit Begeisterung Einkäufe tätigten, ein um bis zu 27 Prozent geringeres Sterberisiko haben als diejenigen, die keinen Spaß an einer Shoppingtour haben. Also dann: Stürzen Sie sich mit Leidenschaft in jede Art von Einkaufstrubel.

Tun Sie etwas für Ihre Leber.

Sie jubelt, wenn wir Natur genießen

Wenn Sie noch nie in der Natur gewandert sind, sollten Sie das ganz schnell am nächsten Wochenende nachholen. Und zwar Ihrer Leber zuliebe. Vor allem, wenn Sie in den letzten Wochen über die Stränge geschlagen, zu viel, zu üppig, zu fett oder zu süß gegessen, vielleicht auch noch zu viel Wein getrunken haben. Das alles zu verarbeiten und dabei Gifte aus dem Körper zu entfernen ist für die Leberzellen eine große Herausforderung

und eine Riesenstrapaze. Sie können der Leber viel Gutes tun, wenn Sie in den nächsten Wochen, so oft Sie Zeit haben, eine Wanderung zum Beispiel durch einen Wald machen. Eine amerikanische Studie hat gezeigt, dass so eine Wanderung eine kostenlose und wirkungsvolle Naturarznei für die Leber bedeutet. Zum Stärken und Regenerieren unserer Entgiftungszentrale genügt es, sich dreimal pro Woche für jeweils zwei Stunden in der Natur zu bewegen.

Currygerichte können sie schützen und stärken

Wohin man heutzutage zum Essen geht, ob ins vornehme Restaurant oder zu einer Imbissbude: Sehr oft werden Speisen mit Curry angeboten. Und das ist gut so. Denn der Hauptbestandteil vom Curry ist Kurkuma, auch Gelbwurz genannt. Kurkuma gibt dem Curry mit seinem Hauptwirkstoff Kurkumin die gelbe Farbe. Das Pulver der Kurkumawurzel ist ein Heilgewürz. Es wirkt antibakteriell, hemmt Entzündungen. Die Verdauung wird gefördert, die Produktion der Gallenflüssigkeit gesteigert. Kurkuma stärkt die Leber und schützt sie vor einer nicht durch Alkohol verursachten Fettleber. Forscher der medizinischen Hochschule Hannover haben festgestellt, dass Kurkuma Hepatitis-C-Viren angreifen und sie daran hindern kann, in Leberzellen einzudringen. Und da eine Hepatitis-C-Infektion das Risiko für Leberkrebs erhöhen kann, wird durch das Kurkumin ein interessanter Leberschutz aufgebaut. Würzen Sie also öfter mit Currypulver.

Mariendistel und Artischocke helfen

In der kalten Jahreszeit begehen viele von uns mehr Ernährungssünden als im Sommer. Kein Wunder, dass nach kulinarischen Belastungen die Leber schwer beleidigt ist. Es gibt ein Heilkraut, das rasch hilft und guttut. Es ist die Mariendistel mit ihrem Hauptwirkstoff Silymarin. Sie gibt der Leber neue Kraft und kann sogar schwer angeschlagene Leberzellen wieder aufbauen. Dafür muss man eine Woche lang jeden Tag einen Liter Mariendisteltee über den Tag verteilt trinken. Und zwar lauwarm, ungesüßt und langsam in kleinen Schlucken. Es gibt noch eine zweite Möglichkeit: Nehmen Sie eine Woche lang dreimal täglich zwei Esslöffel Artischocken-

saft in etwas Wasser verrührt ein. Der Hauptwirkstoff Cynarin kann der Leber ebenfalls neue Kraft geben. Es ist doch schön, dass die Naturheilkunde uns mit ihren Kräutern hilft, Ernährungsfehler ausgleichen zu können.

Lernen Sie abends und schlafen Sie sich klug.

Unsere Urgroßmütter hatten für alle in der Familie, die vor einer Prüfung standen, den Rat: »Lerne abends, lege den Lernstoff unter das Kopfkissen und dann bist du am nächsten Morgen perfekt!« Lernen im Schlaf. Lange Zeit hat man darüber gelächelt. Wissenschaftler der Universität in Lübeck haben nachgewiesen, dass und wie es funktioniert. Wer sich klug schlafen möchte, braucht einen guten Schlaf mit langen Tiefschlafphasen. Die haben einen positiven Einfluss auf das Langzeitgedächtnis. Was man abends lernt, wird vorerst im Hippocampus des Gehirns zwischengelagert. Im Tiefschlaf werden die gelernten Themen noch einmal aufgerufen, zur Hirnrinde gesendet und im Langzeitgedächtnis gespeichert. Von da an ist das gelernte Wissen in einem Erinnerungsspeicher jederzeit abrufbereit. Das bedeutet: Ausreichender Schlaf nach intensivem Lernen schätzt das Gehirn und belohnt es mit einem guten Gedächtnis.

Licht wird an dunklen Tagen oft zur Naturarznei.

Im Winter verlassen viele von uns morgens ihre Wohnung bei Dunkelheit und kommen bei Finsternis nach Hause. Die Folge: Müdigkeit, Leistungsabfall, mangelnde Lebenslust, depressive Stimmungen, ein starkes Schlafbedürfnis. In der Medizin spricht man von einer Lichtmangel- oder Winterdepression. Als Therapie dagegen werden Bestrahlungen mit einer Lichtdusche, einer Vollspektrumlampe eingesetzt. Sie simuliert mit 2500 Lux einen sonnigen Frühlingstag, und das ist eine Supersache. Wer unter der Dunkelheit leidet, sollte auch weitere Lichtquellen zusätzlich als Naturarznei nutzen. Schalten Sie nach dem Aufwachen sämtliche Lichtquellen in Ihrer Wohnung an, bis Sie das Haus verlassen, und gehen Sie mittags mindestens eine Stunde lang spazieren. Tanken Sie Tageslicht, auch wenn keine Sonne scheint. Wenn Sie das täglich konsequent tun, werden Sie bald, spüren, dass Licht wie ein Medikament wirken und die trübe Stimmung vertreiben kann.

Die Lippenbremse hilft bei Familienstreit.

Feiertage sind für viele Familien oft eine sehr anstrengende Zeit. Vor allem dann, wenn sich gleich an mehreren Tagen die ganze Verwandtschaft trifft. Da ergibt oft ein Wort das andere. Es fällt eine böse Bemerkung, jemand äußert eine unangebrachte Kritik. Und schon wird gestritten. Das kann die ganze Festtagsstimmung verderben. Daher sollten Sie für solche Situationen die Fassung bewahren und eine Entspannungsübung kennen, mit der Sie den Stress sofort abbauen können und nichts Unbedachtes erwidern. So wird die Übung durchgeführt: Gehen Sie kurz aus dem Raum, stellen Sie sich locker hin, atmen Sie tief durch die Nase ein, pressen Sie dann fest die Lippen zusammen und atmen Sie durch den geschlossenen Mund aus. Das heißt: Sie drücken beim Ausatmen die Luft durch die geschlossenen Lippen. In der Medizin nennt man das die Lippenbremse. Damit kann mancher Streit vermieden werden.

115

Die Lippen bedürfen besonderer Pflege, damit sie glatt und rosig bleiben.

Eine Zahnbürstenmassage fördert die Durchblutung der Lippen

Heiße Tage im Sommer hinterlassen Spuren auf den Lippen. Sie werden trocken, spröde und blass. Warum leiden die Lippen so besonders unter starker Sonnenstrahlung? Sie haben keine Fett- und Talgdrüsen wie die Haut sonst. Das Unangenehme dabei: Blasse Lippen erwecken oft den Eindruck, der Betreffende sei krank. Wir müssen daher den Lippen etwas Gutes tun. Das ist ganz einfach. Massieren Sie jeden Abend vor dem Zubettgehen mit den Fingern sanft etwas Butter in die Lippen ein. Und am Morgen kümmern Sie sich zwar zuerst um die Zähne, dann aber kommt der Lippenputz dran. Dafür brauchen Sie eine Zahnbürste mit weichen Borsten, die sie jedoch ausschließlich für die Lippen verwenden sollten. Bürsten und massieren Sie die Lippen in sanften, kreisenden Bewegungen. Sie werden staunen, wie wohltuend das ist und wie gut durchblutet die Lippen bald wieder sind.

Lippen lieben Oliven- und Mandelöl

Besonders in geheizten Räumen oder durch kalten Wind werden die Lippen extrem trocken. Wenn man nicht sofort etwas dagegen unternimmt, werden sie rissig und trocken. Dagegen gibt es zwei ganz einfache, aber sehr wirksame Mittel. Das eine ist gutes Olivenöl, das Sie sicher in der Küche haben, und das andere ein hochwertiges Mandelöl, das Sie in der Apotheke bekommen. Und so werden sie angewendet. Auf die Kuppe des Zeigefingers geben Sie etwas Oliven- oder Mandelöl und massieren es einige Minuten lang sanft in die Lippen ein. Machen Sie das eine Zeit lang jeden Abend und lassen Sie das Öl über Nacht einwirken, damit die Lippen wieder rosig werden.

Lügen schadet der Gesundheit.

Man muss nicht lange darüber nachdenken: Eine gute Erziehung und ein gesundes Moralempfinden hindern uns im Prinzip daran zu lügen. Praktisch gesehen ist Lügen auch sehr anstrengend. Man muss sich ja merken, was man erzählt hat. Sonst wird es peinlich, wenn man jedes Mal etwas anderes sagt. Nun aber hat eine Studie an der Universität von Notre Dame in South Bend im US-Staat Indiana ergeben, dass Lügen außerdem noch ganz massiv der Gesundheit schadet. Wer im täglichen Leben selten oder gar nicht lügt, hat weitaus weniger körperliche Beschwerden. Das Risiko für Kopfschmerzen, Nervosität, Müdigkeit und Atembeschwerden ist geringer als bei jenen, die lügen. Das trifft auch auf die sogenannte Notlüge zu, die von vielen entschuldigt wird. Die Erklärung dafür: Der Stress, der beim Lügen entsteht, belastet die Gesundheit und löst die unterschiedlichsten Beschwerden aus.

Magen und Darm bedürfen besonderer Aufmerksamkeit und Pflege, damit wir uns wohlfühlen.

Die Verdauungsorgane brauchen auch mal eine Pause

Es gibt viele, die größten Wert auf drei große Mahlzeiten am Tag legen. Das hindert sie aber nicht daran, zwischendurch auch noch etwas zu essen. Das ist für den Magen-Darm-Trakt anstren-gend. Daher haben viele internationale Ernährungsmediziner vollkommen recht, wenn sie fordern: »Gebt doch der Verdauung die Chance, Pause zu machen, sich auszuruhen, neue Kräfte zu sammeln.« Das gilt vor allem für jene, die schlank bleiben, schlank werden und gesund alt werden wollen. Zwischen den einzelnen Mahlzeiten sollten mindestens vier Stunden vergehen. Dadurch sinkt im Blut die Konzentration des Zuckers. Das schützt vor Heißhungerattacken, senkt aber auch das Risiko für eine Reihe von Magen-Darm-Erkrankungen. Ideal wäre nach Ansicht vieler Wissenschaftler, das Abendessen möglichst früh einzunehmen und danach eine Essenspause bis zum Frühstück einzulegen. In der Zeit können sich Magen und Darm etwas erholen.

Den Magen entlasten: jeden Bissen gut kauen

In unserer hektischen Zeit hat sich eine Unart eingeschlichen: Man isst schnell etwas unterwegs in Bus oder Bahn, schlingt in aller Eile bei Tisch eine Mahlzeit hinunter. Die Folgen können Übelkeit, Blähungen, Magenschmerzen,

Reizdarm und Übergewicht sein. Wer sich hingegen Zeit fürs Essen nimmt, entlastet damit nicht nur das Verdauungssystem, sondern kann den Geschmack der Nahrung auch besser genießen. Lernen Sie deshalb, jeden Bissen langsam und intensiv zu kauen. Kauen dient nicht nur der Zerkleinerung der Nahrung, denn in der Mundhöhle findet bereits der erste Teil des Verdauungsvorganges statt. Der Speichel macht die zerkleinerte Nahrung gleitfähig und bereitet sie auf den Weitertransport in die Speiseröhre vor. Im Speichel ist das Enzym Amylase enthalten, das komplexe Kohlenhydrate in verwertbaren Zucker umwandelt. Als Richtwert gilt, jeden Bissen 30-mal zu kauen, bevor geschluckt wird. Dadurch wird der Speisebrei mit Speichel durchmischt, und diese optimale Vorarbeit ist eine Erleichterung für Magen und Darm.

Magenprobleme mit Kräutertee und Wärme behandeln

Falsche Ernährung, hastiges Essen, Stress: Das alles kann nur gewaltig auf den Magen schlagen. Wir sollten einiges beachten, damit der gesunde Magen

lange gesund bleibt. Essen Sie nicht zu große Mengen. Meiden Sie zu fettes, zu scharfes und zu süßes Essen. Die Nahrung sollte nicht zu heiß und nicht zu kalt sein. Ist der Magen gereizt und angeschlagen, sollten Sie leicht verdauliche Kost bevorzugen: gedämpftes Gemüse, Haferbrei. Bei leichten Magenschmerzen können Sie einen speziellen Kräutertee trinken. Mischen Sie Käsepappel und Gänsefingerkraut (Apotheke) zu gleichen Teilen. Übergießen Sie einen gehäuften Teelöffel davon mit einer Tasse kaltem Wasser und lassen das über Nacht stehen. Am Morgen wird der Tee aufgekocht, durchgeseiht und lauwarm in kleinen Schlucken getrunken. Wenn Sie sich nach dem Essen nicht wohlfühlen, legen Sie für ein paar Minuten eine Wärmflasche auf den Bauch.

Kümmel beruhigt einen nervösen Magen

Vermutlich befindet sich in Ihrem Gewürzschrank immer ein gewisser Vorrat an Kümmel. Und das ist gut, denn Kümmel ist ein wertvolles und wichtiges Gewürz. Er fördert die Verdauung und ist eines der besten pflanzlichen Mittel gegen Blähungen und Bauchhochstand, sowie gegen Magen- und Darmkrämpfe. Kümmel ist reich an ätherischen Ölen, die für sein unverwechselbares, würziges und ein wenig bitteres Aroma verantwortlich sind. Das Kümmelgewürz wirkt antibakteriell, beruhigt den nervösen Magen. Es unterstützt die Leber- und Gallenfunktion und beseitigt das unangenehme Völlegefühl, wenn man zu üppig gegessen hat. Viele mögen den Kümmelsamen im Essen nicht, wollen aber die Wirkung des Gewürzes nutzen. Nutzen Sie dafür diesen Trick: Legen Sie ein Kräutersäckchen mit Kümmel in Suppe oder Kraut, das vor dem Servieren leicht entfernt werden kann.

Massagen können vor Erkältungen schützen.

Egal, ob frostiges Wetter im Winter herrscht oder nasskalte Witterung im Frühjahr: Viele Menschen sind verspannt, fühlen sich nicht wohl, haben ein schwaches Immunsystem. Permanenter Stress macht alles noch schlimmer. In solchen Situationen helfen keine Tabletten. Die Naturarznei, die hier sinnvoll ist, heißt Massage. Forscher vom Cedars Sinai Medical Center in Los Angeles, USA, haben bewiesen: Wer Verspannungen lösen und sich vor Erkältungen schützen möchte, der sollte sich immer wieder mal eine Massage gönnen. Schon eine einzige Behandlung erhöht die Anzahl der weißen Blutkörperchen und senkt gleichzeitig die Konzentration des Stresshormons Cortisol. Optimal sind natürlich Massagen von einem ausgebildeten Medizinmasseur. Doch die Wissenschaftler bestätigen, dass auch eine zärtliche Partnermassage daheim das Immunsystem stärkt.

Selbst gegen Migräneanfälle, die von Betroffenen so sehr gefürchtet werden, können natürliche Mittel eingesetzt werden.

Mit Kardamomkaffee behandeln

Stellen Sie sich vor, Sie befinden sich in der Nachsaison in einem erholsamen, ruhigen Urlaub am Mittelmeer oder in einem exotischen Land. Urplötzlich, aus heiterem Himmel erleiden Sie einen Migräneanfall oder werden von einem Spannungskopfschmerz heimgesucht.

Da das schon lange nicht der Fall war, haben Sie kein Medikament dabei. Tabletten aus dem Urlaubsland wollen Sie nicht einnehmen. Was also tun? Zwei Naturalien gibt es ganz sicher vor Ort, Naturalien, denen Sie vertrauen können: Bohnenkaffee und Kardamom, eines der ältesten Gewürze der Welt. Mit dem duftenden Kaffee und dem angenehm aromatischen Kardamom haben Sie ein perfektes Rezept gegen Migräne und Kopfschmerz. Lassen eine Messerspitze Kardamompulver langsam im Mund zergehen und trinken Sie eine kleine Tasse Kaffee hinterher. Die zweite Variante: Rühren Sie eine Messerspitze Kardamompulver direkt in den Kaffee und trinken Sie ihn langsam in kleinen Schlucken.

Migräneanfälle – bei Ärger laut werden hilft

Gehören Sie zu jenen duldsamen Menschen, die jeden Ärger, jede Unverschämtheit oder Beleidigung anderer still in sich hineinfressen? Schlucken Sie so den Ärger einfach runter? Um des lieben Friedens willen? Das ist grundsätzlich schlecht. Aber ganz besonders bedenklich wird es bei denjenigen, die immer wieder unter Migräneattacken leiden. Sie sollten nicht so duldsam sein. Studien an den Universitäten Dresden und Hamburg haben eindeutig ergeben: Wenn Migränepatienten lautstark auf Ärger und Intrigen reagieren, wenn sie losbrüllen, dann erleben sie weit seltener eine Migräneattacke. Erdulden sie hingegen Ärger und Beleidigungen, ohne sich zu wehren, dann treten die Migräneschmerzen extrem häufig auf. Ähnlich ist es bei Spannungskopfschmerzen. Im Interesse Ihrer Gesundheit sollten Sie als Migränepatient Ihrem Ärger lauthals freien Lauf lassen. Sie verbessern damit Ihre Lebensqualität.

Vorbeugend bestimmte Lebensmittel bevorzugen

Die quälenden Migräneschmerzen sind oft mit Übelkeit verbunden. Wer in regelmäßigen Abständen davon betroffen ist, sollte rechtzeitig vorbeugende Maßnahmen ergreifen. So kann man die Zahl der Migräne- und Kopfschmerzattacken deutlich reduzieren, wenn man mindestens dreimal pro Woche gedämpften Brokkoli in den Speiseplan einbaut, jeden Tag eine Portion frischen Blattsalat und einen Apfel genießt. Je mehr vitaminreiche Lebensmittel man konsumiert, desto besser hat man die Migräne und den Spannungskopfschmerz im Griff. Aber nicht nur das richtige Vorbeugen ist wichtig. Man muss auch lernen, schnell auf die Schmerzen zu reagieren, und sich gleich beim ersten Anzeichen an einen dunklen und stillen Ort zurückziehen und entspannen. Viele finden Erleichterung von den Schmerzen, wenn sie eine Tasse Espresso mit dem Saft einer Zitrone trinken.

Die Mittagspause keinesfalls ausfallen lassen

Es ist wunderbar, wenn jemand seinen Beruf liebt. Das macht es auch verständlich, wenn der oder die Betreffende Überstunden macht und das eine oder andere Mal länger in der Firma bleibt. Nur eines ist nicht in Ordnung. Wenn jemand für die Arbeit die Mittagspause opfert. Das ist nicht fleißig. Das ist unklug. Neueste Studien im Rahmen der Europäischen Union zeigen, dass jeder vierte Berufstätige die Mittagspause mehrmals im Monat ausfallen lässt.

38 Prozent derjenigen, die das machen, weisen immer auf den »gerade aktuellen Arbeitsaufwand und Stress« hin. Ärzte und vor allem Arbeitsmediziner betonen: Wer die Mittagspause nicht nutzt und durcharbeitet, erhöht das Risiko für Bluthochdruck und zu hohes Cholesterin. Auch das Risiko für einen Burn-out steigt. Gehirn und Nerven, aber auch der Körper, brauchen eine Pause von mindestens 30 Minuten. In dieser Zeit muss der Organismus mit Vitalstoffen, also einer leichten, gesunden Mahlzeit, versorgt werden.

Ein Mittagsschlaf nach Stress ist gut für den Blutdruck.

Wer an sommerlich warmen Tagen schon am Vormittag viel Stress hat und sich in diesen wenigen Stunden mächtig ärgern muss, der belastet Herz und Kreislauf mehr, als das an kalten Tagen der Fall ist. Eine wesentliche Folge: Der Blutdruck steigt schnell in die Höhe. Das haben amerikanische Wissenschaftler nachgewiesen. Sie haben aber auch eine Lösung gefunden, wie das Risiko für den Blutdruckanstieg gesenkt werden kann. Man muss sich die Zeit nehmen,

121

mittags in einer ruhigen Ecke ein kurzes Schläfchen von etwa 15 bis 20 Minuten zu halten. Diese Ruhephase kann den zu hohen Blutdruck schnell wieder normalisieren. Sobald man erwacht, sind die Stressfolgen im Organismus beglichen, der Ärger ist verflogen. Man vermutet, dass sich durch so einen Kurzschlaf viele Menschen, die unter enormem Druck arbeiten müssen, vor dem gefürchteten Burn-out-Syndrom schützen können.

Der Mond: wie er wann unsere Gesundheit unterstützt

Seit jeher fasziniert der Mond den Menschen. Manche empfinden ihn als unheimlich und befürchten einen negativen Einfluss. Vielen ist daher gar nicht bewusst, dass dieser Mond auch unsere Gesundheit positiv unterstützen und damit zum »kleinen Doktor« für manches Problem werden kann. Hier ein paar Beispiele:

- Bei Vollmond werden wir mit derart viel Energie aufgeladen, dass wir Stresssituationen leichter meistern können.
- Der Vollmond macht uns stressfest. Das bedeutet, dass wir in dieser Mond-

phase besonders viel leisten können.
- Der Neumond fördert den Abtransport von Schadstoffen und Stoffwechselmüll aus dem Körper. Und er hat einen positiven Einfluss auf den Blutdruck.
- Bei abnehmendem Mond werden Nieren und Blase aktiviert. Die Verdauung kommt in Schwung, und Wunden aller Art heilen besser und schneller.
- Der zunehmende Mond fördert die gründliche Auswertung der aufgenommenen Nahrung. Also hat er keinen negativen, sondern durchaus einen guten Einfluss auf uns insgesamt.

Müdigkeit am Tag vertreiben

Einfach wegatmen

Relativ viele Frauen und Männer klagen über ständige Müdigkeit. Wenn der Arzt nichts findet, könnte eine ganz banale Ursache dahinterstecken. Die Betroffenen sind oft müde und erschöpft, weil sie einfach falsch atmen. Nämlich zu flach und zu schnell. Dadurch wird die Kapazität unserer Lunge nicht vollständig ausgenutzt. Es bleiben Reste von verbrauchter Luft in den Lungenbläschen zurück, und das stört die Sauerstoffversorgung der Muskeln, des Gehirns und aller Organe. Daher wird man müde und schlapp. Und das können Sie dagegen tun: Atmen Sie im Laufe des Tages zehnmal am offenen Fenster tief durch, damit mehr Sauerstoff in die Lunge kommt. Und machen Sie folgende Übung: Setzen Sie sich bequem hin, schließen Sie die Augen, konzentrieren Sie sich ganz auf das Atmen. Jetzt durch die Nase sehr tief ein- und ausatmen. Legen Sie dabei beide Hände auf den Bauch, damit Sie spüren, wie er sich mit jedem Atemzug hebt und senkt.

Frisch durch Feigen

An düsteren Tagen möchte man am liebsten nur schlafen, hat das Gefühl, dem Tagesgeschäft nicht gewachsen zu sein. Dagegen lässt sich etwas tun, und zwar mit Feigen. Genießen Sie über den Tag verteilt fünf bis sechs getrocknete Feigen. Bereits im Jahr 1500 vor Christi Geburt galten im antiken Ägypten die süßen Feigen als Naturarznei gegen Müdigkeit, Erschöpfung und Nervosität. Heute weiß man, warum Feigen schnelle Energie liefern und die Nerven beruhigen: Sie versorgen uns mit 11 Vitaminen, darunter nahezu allen B-Vitaminen, 14 Mineralstoffen und 14 Aminosäuren. Dadurch geben sie uns nicht nur Schwung, stärken nicht nur die Nerven, sondern stimmen uns auch fröhlich.

Musik, die man mag, wirkt wie guter Sex.

Das haben Sie auch schon erlebt: Sie waren nicht gut drauf, haben einen Berg von unlösbaren Problemen vor sich gesehen, konnten den herrlichen Frühlingstag gar nicht richtig genießen. Und plötzlich hörten Sie Ihre Lieblingsmusik. Binnen weniger Minuten waren Sie glücklich. Mehr noch: Es bauten sich plötzlich Gefühle auf, die man anderen gar nicht verständlich machen könnte. Rhythmus und Melodie haben Sie fröhlich gemacht. Und jetzt liegt der wissenschaftliche Beweise dafür vor: Kanadische Forscher haben im Rahmen einer Studie nachgewiesen, dass Musik, die man besonders gern mag, wie guter Sex wirkt. Beim Musikgenuss kommt es in den grauen Zellen zu einer Ausschüttung genau derselben Botenstoffe, die auch bei anderen befriedigenden

Aktivitäten ein enormes Wohlgefühl hervorrufen. Je mehr einen die Musik begeistert, desto mehr Glückshormone werden produziert.

Unsere zahlreichen Muskeln geben dem Körper Halt und sind an jeder Bewegung beteiligt. Sie sollten trainiert und gepflegt werden.

Muskelkrämpfen an kalten Tagen kann man vorbeugen

Haben Sie gewusst, dass in Ihrem Körper 600 Muskeln arbeiten? Sie alle mögen es warm und Kälte gar nicht. Daher kommt es an nassen oder kalten Wintertagen häufig zu Muskelkrämpfen, die ja sehr schmerzhaft sind. Wer weiß, dass er in der kalten Jahreszeit immer wieder solche Krämpfe bekommt, kann sich davor schützen. In der Ernährung sollte man Naturprodukte in den Speiseplan einbauen, die viel Magnesium enthalten – Vollkornbrot, Haferflocken, Naturreis, Walnüsse, Mandeln, Bananen –, und über den Tag verteilt zwei Liter Wasser trinken, nach Möglichkeit Mineralwasser mit reichlich Magnesium. Empfehlenswert ist auch ein Achtelliter Kirschsaft pro Tag. Dazu gibt es noch einen Trick: Man kann sich vor Muskelkrämpfen schützen, wenn man – auch bei gesunden, starken Venen – zeitweise Stützstrümpfe trägt. Durch den Druck auf die Venen wird der gesunde Stoffwechsel der Muskeln unterstützt.

Muskelschmerzen im Winter: Ingwertee kann rasch helfen

Wer an kalten Wintertagen längere Zeit draußen gearbeitet oder Sport getrieben hat, klagt danach oft über Muskelschmerzen. Dazu kommt es oft, weil man vor Sport oder anstrengender Arbeit die Muskeln nicht aufgewärmt hat. Da es sich dabei um eher harmlose und vorübergehende Schmerzen handelt, sollte man ein natürliches Rezept anwenden, das sich seit 5000 Jahren in der Traditionellen Chinesischen Medizin bestens bewährt hat. Das ist der Ingwertee. Schneiden Sie von einer geschälten Ingwerwurzel fünf dünne Scheiben ab und übergießen Sie diese in einem Krug mit kochendem Wasser. Sie lassen das Ganze zehn Minuten ziehen und trinken dann den Tee lauwarm in kleinen Schlucken. Die Muskelschmerzen können damit rasch besiegt werden. Diese Erfahrung der Traditionellen Chinesischen Medizin wurde von britischen Medizinern bestätigt: Ingwertee ist eine Wohltat für die schmerzenden Muskeln.

Muskelverspannungen mit einfachen Übungen lösen

Schmerzen im Nacken und in den Schultern können die Folgen einer einseitigen Belastung sein, aber auch Stress und Zugluft können das Problem verstärken. Mit ein paar einfachen Maßnahmen kann man die Nackenmuskeln wieder lockern. Wechseln Sie öfter die Sitzposition. Rutschen Sie auf dem Stuhl einmal nach vorn, dann wieder zurück. Lehnen Sie sich bequem zurück und setzen Sie sich danach wieder in gerader Haltung hin. Wenn Sie zur Seite schauen, drehen Sie nicht nur den Kopf, sondern den ganzen Körper. Machen Sie Pausen, recken und strecken Sie sich. Gehen Sie ein paar Schritte umher. Drücken und streichen Sie mit den Fingern die verspannten Zonen. Wärme tut gut: Eine Wärmflasche, ein Kirschkernkis-

sen oder eine Bestrahlung mit Rotlicht fördern die Durchblutung und lockern die verkrampften Muskeln.

Mutlosigkeit und Verzagtheit: Safranmilch kann helfen.

Das kennen Sie wahrscheinlich: Sie fühlen sich an einem Tag schon morgens mutlos und verzagt. Am liebsten würden Sie sich in eine Ecke verkriechen und allen Leuten aus dem Weg gehen. Es fehlt Ihnen die innere Lebensfreude. Dahinter stecken meist keine großen seelischen Probleme, häufig ist das Wetter schuld. Dagegen etwas zu unternehmen, ist leichter, als Sie denken. Sie sollten für so eine Situation immer ein wenig Safran zur Verfügung haben, denn Safran kann die Seele aufbauen. Gießen Sie warme Milch in eine Teetasse und legen fünf Safranfäden in die Milch, lassen das Ganze zehn bis 12 Minuten zugedeckt ziehen. Jetzt kann man die warme, ungesüßte Safranmilch trinken. Und zwar langsam, in kleinen Schlucken. Trinken Sie an einem Tag, an dem Sie sich mutlos fühlen, am besten zwei Tassen Safranmilch, und zwar morgens und abends.

Nackenschmerzen lindern mit Johanniskrautöl

Zugluft kann zum Problem werden und zu ausgesprochen schmerzhaften Nackenverspannungen führen. Viele tun nichts dagegen, haben keine Ahnung, was der Grund dafür sein könnte, leiden vor sich hin und laufen Gefahr, dass sich die Verspannungen verhärten und eine langwierige ärztliche Behandlung erforderlich wird. Dabei kann man diese verhärteten Muskeln im Nacken und die Schmerzen schnell aus der Welt schaffen. Sie brauchen dazu nichts anderes als eine kleine Flasche mit Johanniskrautöl aus der Apotheke. Waschen Sie die Hände gründlich, geben Sie auf die Fingerspitzen etwas von dem Öl und massieren Sie es fünf Minuten in Hals und Nacken ein. Und zwar sanft, aber bestimmt, damit das Öl tief in die Muskeln eindringen kann. Seine Wirkstoffe entspannen die Nackenmuskulatur, reduzieren den Schmerz und entlasten das gesamte Gefäßsystem im Bereich von Hals, Nacken und Schultern. Die bei der Massage entstehende heilsame Wärme sorgt für Besserung. Sie werden das bestimmt bald merken.

Die Nagelhaut mit Olivenöl und Milch pflegen

Die Hände, besonders die Fingernägel, bedürfen immer der besonderen Pflege. Die Frage dabei ist: Soll man die Nagelhaut entfernen oder nicht? Davor muss gewarnt werden, denn wir brauchen die Nagelhaut, sie bietet Schutz vor Bakterien und Pilzen. Der Griff zur Nagelhautschere ist gefährlich. Erstens kann man damit Entzündungen auslösen, und zweitens wächst die Nagelhaut nur noch schneller nach und wird extrem dick und hässlich.

Die ideale Lösung: Massieren Sie täglich etwas Pflegeöl in die Nagelhaut ein. Das hält sie geschmeidig und weicht Verhornungen auf. Baden Sie einmal pro Woche die Hände, speziell natürlich die Fingernägel, in einer Mischung aus Wasser, Milch und Olivenöl. Die weiche Nagelhaut lässt sich danach mit einem Rosenholzstäbchen oder, noch besser, mit einem sogenannten Pferdefüßchen (das ist ein Maniküregerät mit einem leicht abgeschrägten Gummipfropf), leicht zurückschieben. Machen Sie das aber ganz vorsichtig, damit der Nagel selbst nicht eingedrückt wird.

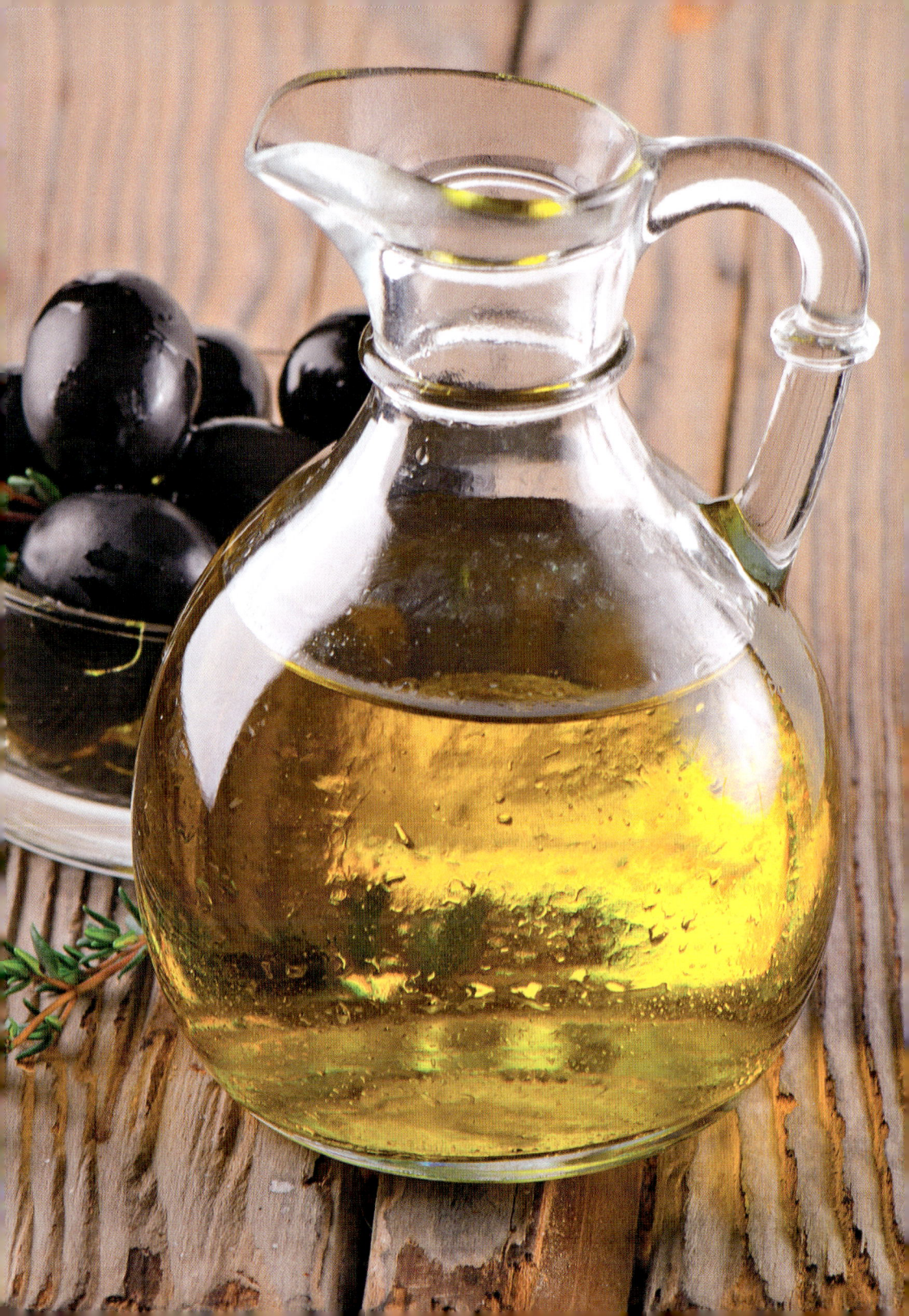

Es gibt Naturarzneien, die zunächst verblüffen, in bestimmten Fällen aber helfen können.

Naturarznei Musik: So kann man sie einsetzen

Wenn es draußen kalt, nebelig und früh dunkel wird, dann gibt es wohl nichts Gemütlicheres, als in einer warmen Wohnung zu entspannen und Musik zu hören. Musik, die man mag und die das Wohlfühlen fördert, kann eine Naturarznei sein und unsere Gesundheit positiv beeinflussen. Wobei man natürlich betonen muss, dass die Musik niemals den Arzt ersetzen kann, aber durchaus als unterstützende Maßnahme gelten kann. Chopins *Nocturne* oder Tschaikowskis *Schwanensee* senkt erhöhten oder zu hohen Blutdruck. Mit Walzermusik von Johann Strauß und mit Schuberts *Ave Maria* stärkt man die Nerven. Das gilt vor allem für ältere Menschen. Gegen Stress und Stressfolgen sollte man Beethovens sogenannte Mondscheinsonate anhören. Für Schlafstörungen gibt es das *Wiegenlied* von Brahms. Mit Mozart-Musik – vor allem mit der *Kleinen Nachtmusik* – kann man Schmerzen bekämpfen und Ängste abbauen.

Naturarznei Verzeihen

Es gibt eine Naturarznei, die nichts kostet und jeder nutzen kann. Sie lautet: verzeihen. Amerikanische Forscher der Universität von Atlanta sprechen von einem der wirkungsvollsten Heilmittel überhaupt. Wer anderen verzeiht, kann seinen erhöhten Blutdruck senken, Herz- und Kreislauferkrankungen verhindern und depressive Stimmungen besiegen. Es gibt inzwischen zu diesem Thema viele Studien.

Auch an der Universität Michigan, USA, hat man beobachtet, dass man durch Verzeihen erhöhten Blutdruck senken kann. Und an der Universität von Mailand wurde dokumentiert, dass dicke Frauen ganz erheblich Übergewicht reduziert haben, nachdem sie all jenen vergeben hatten, von denen sie ständig gekränkt oder verletzt wurden.

Wer streitsüchtigen Mitmenschen verzeiht, hat weniger Rückenschmerzen. Verzeihen als Naturarznei? Das klingt natürlich viel einfacher, als es ist. Denn man braucht dafür viel seelische Kraft und innere Größe. Doch wenn man es schafft, kann es helfen.

Naturarznei Datteln

Jeder von uns steht im Leben immer wieder vor großen Entscheidungen, muss Prüfungen bewältigen oder private und berufliche Aufgaben erledigen. Das kostet Nerven. Beruhigungstabletten mit ihren Nebenwirkungen einzunehmen ist nicht sinnvoll. Die Natur bietet hervorragend wirkender und obendrein unseren Gaumen erfreuende Mittel dagegen. Wenn Sie also in Zukunft Ihre Nerven stärken, Ängste abbauen und die Konzentration erhöhen wollen, dann kauen Sie langsam und intensiv drei getrocknete Datteln. Völlig berechtigt werden sie als Brot der Wüste bezeichnet. Sie gehören zu den gesündesten Trockenfrüchten überhaupt und enthalten zahlreiche, für unsere Ernährung wichtige Inhaltsstoffe, etwa Vitamine, sekundäre Pflanzen- und Ballaststoffe, die unserer Verdauung dienen. Der Genuss soll auch das Verlangen nach Süßem verringern. Lassen Sie die Datteln möglichst lange im Mund, damit ein Teil der Mineralstoffe und Spurenelemente bereits von den Mundschleimhäuten aufgenommen werden kann. Nach dem Genuss der drei Datteln lassen Sie drei Teelöffel Hagebuttenkonfitüre im Mund zergehen.

Auch die Nerven müssen hin und wieder gestärkt oder beruhigt werden. Ich hoffe, dass Ihnen eines der nachstehenden Rezepte dabei helfen wird.

Gegen schwache Nerven ist Buttermilch eine starke Waffe

Es gibt viele Frauen und Männer, die nicht so besonders scharf auf Milch sind. Aber Buttermilch mögen sie. Buttermilch ist übrigens das einzige Sauermilchprodukt, das nicht aus Milch hergestellt wird. Sie entsteht, wenn aus Rahm Butter wird. Wenn der Rahm in den Zentrifugen mechanisch geschlagen wird, platzen die Fettkügelchen auf, das Milchfett fließt aus und schließt sich zu kleinen Butterkörnern zusammen. Zurück bleibt eine Flüssigkeit, die Milcheiweiß und viele Mineralstoffe enthält, zum Beispiel Calcium, Kalium, Phosphor, Lecithin, aber auch die Vitamine B1 und B2. Buttermilch ist ein ideales Getränk zum Stärken der Nerven. Sie gibt neue Kraft bei Erschöpfung, fördert aber auch die Verdauung und hat einen positiven Einfluss auf den Blutdruck und die Cholesterinwerte. Wer an einem stressreichen Tag schwache Nerven hat und Burn-out-gefährdet ist, der sollte vormittags und nachmittags jeweils ein Glas Buttermilch genießen.

Gestresste Nerven mit einem Baldrian-Lavendel-Bad stärken

Es gibt Tage, da geht es drunter und drüber: am Arbeitsplatz oder zu Hause. Man hat schwache Nerven, ist gereizt oder depressiv. In so einem Fall zieht man sich am besten zurück. Und zwar ins Badezimmer. Wer seine Nerven stärken möchte, der sollte ein Baldrian-Lavendel-Bad genießen. Das bringt Ruhe, Entspannung und verbessert die Stimmung. Und so wird das erlösende Genussbad durchgeführt: Überbrühen Sie 200 Gramm Lavendelblüten aus der Apotheke mit drei Litern kochendem Wasser und lassen Sie das 15 Minuten zugedeckt ziehen. Dann durchseihen und ins Badewasser gießen. Jetzt rühren Sie vier Teelöffel Baldriantinktur aus der Apotheke dazu. In diesem nervenberuhigenden Cocktail baden Sie nun 15 Minuten. Nicht kürzer und nicht länger. Die Temperatur des Badewassers sollte etwa 38 Grad haben. Nach dem Bad sollte man lauwarm duschen, sich abtrocknen, in einen Bademantel schlüpfen und sich für eine Stunde ins Bett legen und ausruhen.

Für starke Nerven am Morgen: einen Apfel-Möhren-Cocktail trinken

Manchmal wird man gleich beim Aufwachen von einer fatalen inneren Unruhe befallen, ohne dass es eine Begründung dafür gäbe. Man versucht ohne Ergebnis, die Ursache für die schlechte Stimmung herauszufinden, was zu noch mehr Unruhe führt. Es ist aber unangenehm, in so einer Verfassung aus dem Haus zu gehen. Das ist ein schlechter Start in den Tag.

Dagegen hilft ein altes Hausmittel, und zwar ein Apfel-Möhren-Cocktail. Zwei geschälte und vom Kernhaus befreite Äpfel und 50 Gramm Möhren werden klein geschnitten und 20 Minuten in einem Liter Wasser gekocht. Dann werden die weich gekochten Apfel- und Möhrenstücke mit einem Mixstab püriert und mit etwas Honig gesüßt. Dieser Cocktail gegen innere Unruhe, der die Nerven stärkt und die Seele festigt, sollte warm getrunken werden.

Nerven und Herz durch einen alkoholfreien Schokopunsch stärken

Das Winterwetter führt bei vielen Menschen zu schwachen Nerven, zu Kreislaufproblemen und häufig auch zu Niedergeschlagenheit oder schlechter Laune. Dagegen gibt es ein Rezept, das in früherer Zeit in Adelskreisen beliebt war. Es ist ein alkoholfreier Schokoladenpunsch. Sie brauchen dafür 200 Gramm Schlagsahne, 100 Milliliter Kokosmilch, 400 Milliliter heiße Vollmilch, eine kleine Zimtstange und 50 Gramm Zartbitterschokolade mit 70 Prozent Kakaoanteil.

Die flüssige Sahne wird mit der Zimtstange erhitzt, die Schokolade fein gerieben und darin aufgelöst. Dann gießt man die kalte Kokosmilch und die heiße Vollmilch dazu. Man süßt mit wenig Honig. Der Zimt schafft gute Stimmung und hat einen positiven Einfluss auf den Blutzucker. Die Schlagsahne und die Milch liefern Calcium für die Knochen und Tryptophan als Vorstufe das Glückshormon Serotonin. Die Kokosmilch stärkt die Nerven, die dunkle Schokolade macht glücklich, stärkt Herz und Kreislauf. Die wundervollen Aromen bieten auch noch ein besonderes Geschmackserlebnis.

Nervosität – Fingerübungen gegen unruhige Gesten

Oft kann man beobachten, wie nervös sich ein Mensch verhält, ob in der U-Bahn, an der Haltestelle oder bei der Arbeit. Einer kann im Gespräch seine Beine nicht ruhig halten und wippt ununterbrochen mit den Füßen. Ein anderer wieder kratzt sich ständig, fährt sich dauernd durchs Haar, greift sich an die Nase oder an die Ohren. Das sind Gesten, die eine unruhige Gesprächsstimmung verursachen. Wenn man mit dem Gegenüber vertraut ist, dann kann man offen über das Problem sprechen. Es gibt nämlich ganz einfache Rezepte, mit denen man sich all die unangenehmen Bewegungen abgewöhnen kann. Der Trick dabei: Den Fingern muss man eine Beschäftigung geben: einen Igelball dauernd drücken oder ein Stück Knetmasse eifrig kneten.

Nieren, Leber und Atemwege durch eine Winterkur stärken

Es ist in der kalten Jahreszeit nicht üblich, dass man eine Kur für Leber, Nieren, Galle und die Atemwege durchführt.

131

Daran denkt man meist im Frühling. Aber speziell jetzt, in den unwirtlichen Winterwochen, wäre es notwendig, diese wichtigen Organe zu unterstützen. Die haben gerade jetzt enorm viel zu tun, um uns gesund zu erhalten.

- Für die Leber sollten Sie 14 Tage lang täglich zwei Tassen Mariendisteltee trinken, lauwarm und ungesüßt.
- Für die Galle zum Frühstück zu einer Scheibe Vollkornbrot mit Butter drei Radieschen verzehren.
- Zur Anregung der Nieren trinken Sie jeden Tag einen Achtelliter Selleriesaft.
- Wenn Sie im Winter die Abwehrkräfte der Atemwege stärken und sich damit vor Verschleimung und Husten schützen wollen, dann machen Sie eine Dreiwochenkur mit täglich einem Viertelliter zimmerwarmem Holunderbeer-, Brombeer- oder schwarzem Johannisbeersaft.

Nüsse sind gar keine Kalorienbomben

Walnüsse gehören zu den wertvollsten Nährstoffquellen, sie sind gut für Herz, Kreislauf und fürs Gehirn. Obwohl der gesundheitliche Wert von Nüssen hoch gelobt wird, gelten sie doch als Kalorienbomben. Zugegeben: 100 Gramm Walnüsse haben 600 Kilokalorien. So steht es in der Nährwerttabelle. Was aber viele nicht wissen: Das Fett in der Nuss, das für einen Großteil der Kalorien verantwortlich ist, liegt im Inneren der Nusszellen. Die aber sind mit einer robusten Zellwand umgeben, die von den Verdauungsenzymen schwer zu knacken ist. Beim Kauen bricht nur ein Teil der Nusszellen auf und gibt das Nussfett frei. Der Mensch nimmt daher meist nur recht wenig von den Nussfetten zu sich. Auch dann, wenn man die Nüsse gemahlen konsumiert. Der Kaloriengehalt von Walnüssen ist also im Prinzip viel niedriger als in den Nährwerttabellen angegeben.

Oberarme straffen: ein paar Übungen dafür

Wer im Sommer ärmellose Blusen oder Kleider tragen möchte, wünscht sich straffe Oberarme. Die Realität sieht oft anders aus. Die Muskeln der Oberarme sind schlaff. Wenn man sie anhebt und bewegt, beginnen sie, mit ihrer kraftlosen Haut zu »winken«. Wer das vermeiden möchte, der sollte regelmäßig eine einfache Übung durchführen: Stellen Sie sich aufrecht hin. Ergreifen Sie mit beiden Händen eine der herkömmlichen Mineralwasserflaschen und heben Sie diese hinter den Kopf. Dann heben Sie die Arme so hoch, dass die Unterarme hinter dem Kopf eine 90-Grad Beugung machen. Die Wasserflasche bleibt dabei immer hinter dem Kopf. In dieser Stellung heben Sie die Unterarme samt Flasche nach oben, soweit Sie es schaffen. Im Endeffekt müssen beide Arme durchgestreckt sein. Immer mit der Flasche in den Händen. Aus dieser Position heben und senken Sie die Arme samt Flasche dreimal täglich 20-mal. Das strafft die Oberarme.

tiven Einfluss auf das Cholesterin, stärkt das Herz und schützt uns vor frühzeitiger Arteriosklerose.

- Wenn man regelmäßig morgens ganz sanft mit sauberen Fingern die Augenlider mit Olivenöl einreibt, stärkt man die Sehkraft.
- Fingernägel werden gesund und schön, wenn man die Fingerspitzen in etwas Olivenöl in einem Schälchen badet.
- Bei trockener Haut empfiehlt es sich, die betroffenen Stellen regelmäßig mit dem Öl der Olive einzureiben.
- Wer sich nach einer Erkältung noch schwach und erschöpft fühlt, der sollte jeden Morgen einen Teelöffel Olivenöl mit einem Teelöffel Honig verrührt langsam im Mund zergehen lassen.

Olivenöl: eine Naturarznei für viele Gesundheitsrezepte

Kalt gepresstes Olivenöl gehört für kulinarische Zwecke in jeder Küche. Es ist aber auch eine überaus gute Naturarznei. Es kann bei vielen gesundheitlichen Problemen helfen. Es versorgt uns mit Vitamin E, das das Gehirn vor Umweltschadstoffen schützt. Es hat einen posi-

Perfekte Omega-3-Kombination: heimischer Fisch und Leinöl

Seit vielen Jahren wird uns empfohlen, Meeresfisch zu konsumieren. Vor allem Lachs, Makrele und Hering. Sie leben in den eiskalten Tiefen des Meeres und haben zu ihrem Schutz vor der Kälte viel Omega-3-Fettsäuren. Und die stärken beim Menschen Herz und Kreislauf, haben einen überaus positiven Einfluss auf Blutdruck- und Cholesterinwerte. Doch manchem vergeht die Freude am Genuss von Meeresfischen. Die Umweltschutzorganisation Greenpeace meldet: 85 Prozent der Meere sind überfischt. Wenn das so weitergeht, werden unsere Ozeane bald leer sein. Dazu kommen noch die Umweltbelastungen im Meer. Was also tun? Wir sollten öfter heimische Fische essen. Aus streng kontrollierten Teichen mit sauberem Wasser. Auch sie liefern uns Omega-3-Fettsäuren, wenn auch nicht so viel wie Meeresfische. Doch da gibt es eine Lösung: Man genießt heimischen Süßwasserfisch und dazu Salat mit Leinsamenöl, das ist ein Omega-3-Kraftpaket.

Orangen nicht zu gründlich schälen

Es ist für unsere Gesundheit wichtig, dass wir uns täglich mit Vitaminen, Mineralstoffen, Spurenelementen und Bioaktivstoffen versorgen. Dazu eignen sich im Winter hervorragend die Orangen. Gehören Sie auch zu jenen nervenden Menschen, die eine Orange zuerst von der Schale befreien und dann unter vollem Fingereinsatz damit beschäftigt sind,

die weiße Haut unter der Schale Millimeter um Millimeter von der Orange abzuzupfen? Das ist nicht sinnvoll. In dieser weißen Unterhaut befinden sich extrem viele Bioaktivstoffe, die von der Frucht zum Schutz vor Schädlingen gebildet werden. Beim Menschen stärken diese Natursubstanzen die Immunkraft, beeinflussen den Stoffwechsel positiv und wirken stark antioxidativ. Das heißt: Sie schützen unsere Körperzellen vor aggressiven Schadstoffen, den allseits bekannten freien Radikalen, stärken Herz und Kreislauf. Schälen Sie daher in Zukunft die Orange nicht so gründlich.

Unsere inneren Organe brauchen lobende Worte.

Es gibt für viele gesundheitliche Beschwerden oft recht ungewöhnliche Behandlungsratschläge. Manche Hausmittel sind überaus kurios. Und eine seltsame Empfehlung kommt jetzt auch aus der chinesischen Universitätsstadt Peking. Ärzte der Traditionellen Chinesischen Medizin sagen: Wir alle sollten hin und wieder unsere inneren Organe loben. Sie haben richtig gehört: Nicht pflegen und mit den notwendigen Vitalstoffen versorgen. Nein: loben. Als Beispiel werden folgende Sätze vorgeschlagen: »Mein Herz, du leistest Wunderbares, ich liebe dich!« oder: »Mein guter Darm, du bist einfach großartig!« oder: »Liebe Lunge, ich bin stolz auf dich!« oder: »Ich bewundere euch, ihr lieben Gelenke!« Die chinesischen Ärzte haben die Beobachtung gemacht, dass diese lobenden Worte tatsächlich wirken. Man bleibt damit deutlich länger jung, gesund und vital. Besonders wirksam ist es, wenn man das Loben mit gesunder Ernährung kombiniert. Das hilft dem Körper!

Osteoporose: Matetee schützt die Knochen.

Ab dem 30. Lebensjahr sollten vor allem Frauen sich mit dem Mineralstoff Calcium versorgen, damit die Knochen stark bleiben. Das ist der beste Schutz gegen eine spätere Knochenentkalkung, die Osteoporose. Das Problem dabei: Man denkt beim Wort »Calcium« in erster Linie an Milch und Milchprodukte. Das sind zwar wichtige Calciumlieferanten, doch gibt es noch andere Naturprodukte, die uns mit diesem Mineralstoff versorgen: Erbsen, Linsen, Bohnen, Kohl, Spinat, Fenchel, Mandeln, Haselnüsse und Feigen. Besonders empfehlenswert ist der Tee aus den Blättern des Matebaums, der im südamerikanischen Regenwald wächst. Matetee, der beim Abnehmen auch vor Heißhunger schützt, liefert Calcium, an ganz bestimmte Enzyme gebunden. Eine Studie an der Uni Mendoza in Argentinien hat ergeben, dass Frauen, die nach den Wechseljahren jahrelang täglich einen Liter von dem Tee getrunken hatten, extrem feste Knochen hatten. Also öfter Matetee trinken.

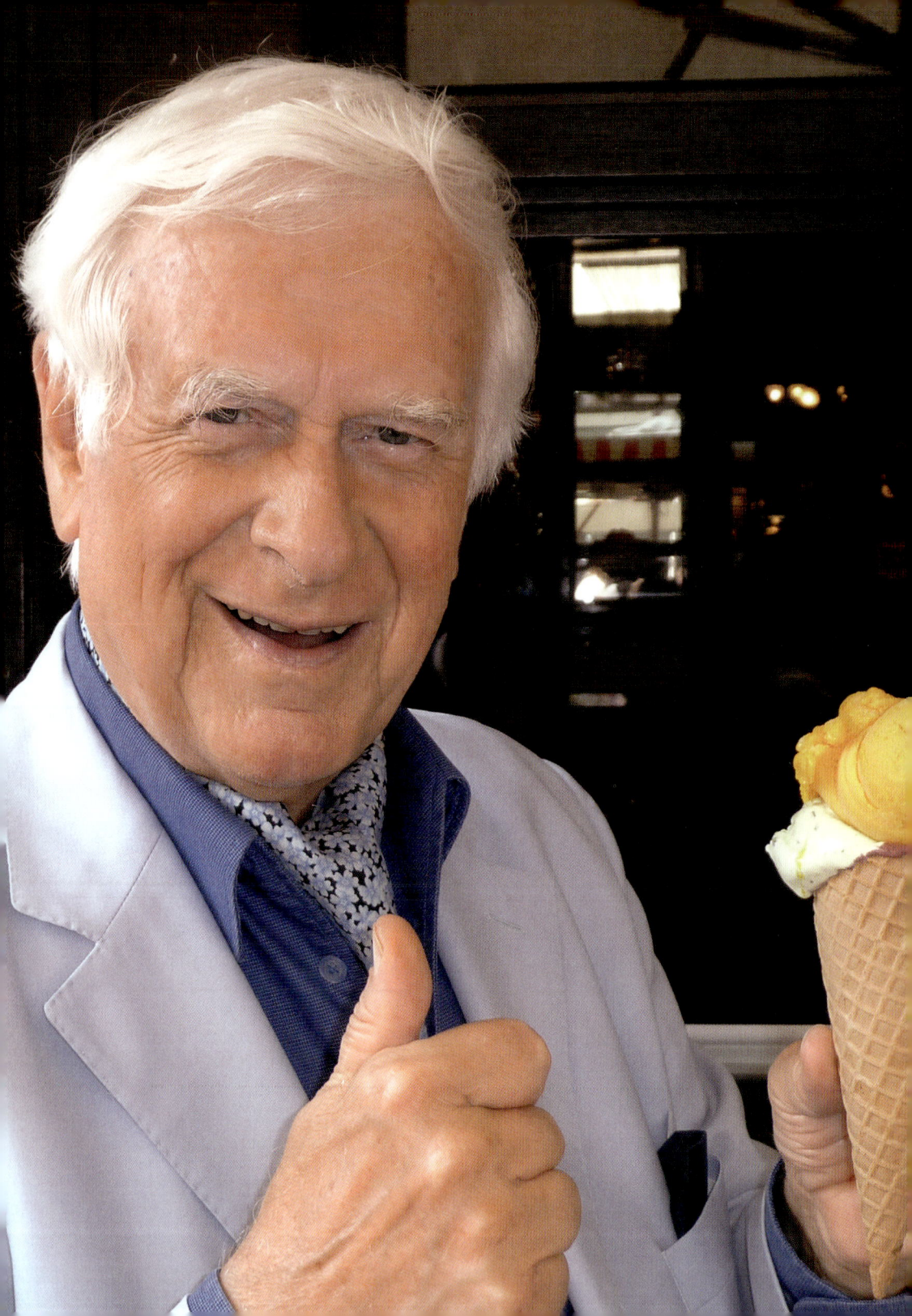

Wohlfühlrezepte von Panik bis Stress

Stärkere Schmerzen, verursacht durch Rheuma oder Arthrose, können durch Naturheilmittel, aber auch durch eine andere innere Einstellung dazu, gemindert werden. Pflanzen sorgen für bessere Stimmung, Fußmassagen für guten Schlaf. Gute Gründe, die Vorschläge einmal zu testen.

Panik im Auto können Stofftier und Kaugummi verhindern.

Viele von uns, die nicht regelmäßig ein Auto lenken, bekommen am Steuer häufig feuchte Hände, bekommen Herzrasen und fühlen sich gestresst. Die Fahrt wird anstrengend, und jeder Stau sorgt für neue Anspannung. Dagegen kann man mit einfachen Maßnahmen ankämpfen.

Fahren Sie nicht allein. Suchen Sie einen angenehmen Beifahrer, der beruhigend auf Sie wirkt. Schaffen Sie im Auto eine Wohlfühlatmosphäre mit einem Glücksbringer, einem Foto des Partners oder mit einem Stofftier, das Sie besonders mögen. Setzen Sie sich nur ausgeruht – vor allem gut ausgeschlafen –, ans Steuer. Meiden Sie lange Tunnels und allzu lange Autobahnstrecken. Nehmen Sie lieber die abwechslungsreiche Landstraße. Und kauen Sie während der Fahrt einen Kaugummi mit erfrischendem Geschmack. Das Kauen wirkt ausgesprochen entspannend und lässt erst gar keine Angst beim Fahren aufkommen. Ganz wichtig: Lassen Sie sich von fröhlicher Musik berieseln, die auch Angst dämpfen kann.

Glückliche Partnerschaft: Beide müssen investieren.

Eine glückliche Partnerschaft ist die beste Grundlage für eine stabile Gesundheit. Zu diesem Schluss ist eine Forschergruppe aus den US-Bundesstaaten Minnesota und Illinois gekommen. Sie wollten auch herausfinden, was das Geheimnis eines lang anhaltenden, glücklichen Zusammenlebens ist. Es stellte sich heraus, dass Liebesglück nur dann über Jahre anhalten und gute gesundheitliche Werte bringen kann, wenn beide Partner in gleichem Maße in ihre Zweisamkeit investieren. Eigentlich eine bekannte Tatsache, doch viele Paare vergessen diesen guten Rat im Laufe des Zusammenseins. Es kann nicht gut gehen, wenn einer sich enorm engagiert und der andere gar nichts tut. Eine Ehe oder Partnerschaft besteht aus ständigem Nehmen und Geben. Ist das in einer Beziehung nur einer der Nehmende, dann ist sie zum Scheitern verurteilt. Und derjenige, der immer nur gibt, baut Frust auf und kann mit der Zeit krank werden. Daher sollten zwei Menschen, die sich bewusst füreinander entschieden haben, jeden Tag aktiv an der Beziehung arbeiten.

Pflanzen, die uns in gute Stimmung bringen

Die eigenen vier Wände sollen nicht nur gemütlich sein und Wellnessfeeling vermitteln, sondern auch dafür sorgen, dass wir in unserer Wohnung guter Stimmung sind. Was können wir dafür tun? Natürlich so einrichten, dass wir uns wohlfühlen, Musik hören, Gäste einladen, lesen. Oder: In den Räumen ganz spezielle Pflanzen aufstellen, denn es gibt sie tatsächlich. Zimmerpflanzen, die für gute Laune sorgen.

- Da ist zum Beispiel der Zitronenbaum. Er fördert deutlich die Stimmung, baut obendrein Ängste ab und gibt seelische Sicherheit.
- Der Duft vom Küchenkraut wirkt stimmungsaufhellend, vertreibt Müdigkeit und kann sogar eine gewisse Traurigkeit wegzaubern.
- Auch das Einblatt kann gute Laune vermitteln; doch Vorsicht, es kann auch allergische Reaktionen auslösen.
- Ebenfalls ein optimaler Stimmungsaufheller ist die Passionsblume. Sie versetzt Körper, Geist und Seele in Harmonie.
- Über diese wohltuende Eigenschaft verfügen auch die Aloe vera und der Efeu. Sie alle können zu unserem Wohlbefinden beitragen.

Positives Denken fördern mit Veilchenduft

Sie gehören zu den ersten Frühlingsblumen, die uns erfreuen mit ihren blauen Blüten und dem wundervollen Duft: die Veilchen. Wissenschaftler an der amerikanischen Berkeley-Universität haben nachgewiesen, dass Veilchenduft unserer Seele neue Kraft gibt und den Kopf frei macht, wenn man viele Stunden geistig gearbeitet hat. Mit Veilchenduft in der Nase denken die meisten Menschen positiv, sind nicht aggressiv und können gut mit Stress umgehen. Frauen reagieren besonders sensibel. Männer mit empfindlicher Nase werden bei Veilchenduft, man kann es kaum glauben, zu frommen Lämmern. Wegen der ätherischen Öle, Schleimstoffe, Glykoside und Saponine können wir Veilchenblütentee gegen Husten, zum Stärken der Nerven und gegen Migräne einsetzen. Vier Teelöffel Veilchenblüten mit zwei Tassen kaltem Wasser einmal aufkochen, fünf Minuten zugedeckt ziehen lassen, durchseihen und über den Tag verteilt tassenweise trinken. Sie werden sich frischer und aktiver fühlen.

Potenzmittel der Zukunft – wird das die Wassermelone?

In den Sommerwochen haben Wassermelonen Hauptsaison. Jetzt schmecken sie besonders gut, sind süß, saftig und – kalt verzehrt – überaus erfrischend. Sie sind die ideale Nahrung für heiße Tagen, weil sie reichlich Flüssigkeit, jede Menge Vitamine, Mineralstoffe, Spurenelemente und Bioaktivstoffe bieten, allen voran Lycopin und Carotinoide. Damit schützen uns Wassermelonen vor aggressiven Schadstoffen aus der Umwelt wie auch aus dem körpereigenen Stoffwechselgeschehen. Diese sogenannten »freien Radikale« machen uns alt und krank. Wassermelonen festigen aber auch das Bindegewebe, helfen also bei Cellulite. Nun aber hat der amerikanische Forscher Prof. Dr. Bhimu Patil an der Texas A&M University mit seinem Team herausgefunden: Wassermelonen enthalten auch den Wirkstoff Citrullin, der ähnlich wie die heute klassischen Potenzpillen die Durchblutung der erogenen Zonen des Menschen begünstigt und damit die Liebeslust und Liebeskraft fördert. Man muss für dieses Ziel allerdings größere Mengen Wassermelonen konsumieren.

Die Wirkung ist natürlich nicht so stark wie die der üblichen Potenzmitteln unserer Zeit. Doch es gibt auch keine Nebenwirkungen. Die Untersuchungen in den USA haben ergeben, dass sich besonders viel Citrullin in der Schale befindet. Jetzt will man versuchen, neue Melonensorten zu züchten, bei denen auch im Fruchtfleisch große Mengen Citrullin enthalten sind. Wenn das gelingt, könnte die Wassermelone das Bio-Potenzmittel der Zukunft werden. Wichtig ist: Liebeskraft aus der Natur bringt die Wassermelone nur dann, wenn sie reif ist und ihr volles Aroma entwickelt hat. Man kann das gut erkennen: Der Auflagefleck der Melone sollte cremefarben bis gelb sein. Unreife Früchte klingen, wenn man mit dem Finger daran klopft, metallisch hell. Mit 12 Kalorien pro 100 Gramm ist die Wassermelone dazu noch ein Schlankmacher.

Radieschen: Abspeckpille und Polizei gegen Bakterien

Überall leuchten sie uns im Supermarkt, auf dem Markt und beim Gärtner in knallroten Farben entgegen: die heimischen Radieschen. Sie passen so herrlich in den Sommer. Wir sollten sie so oft wie möglich in den Speiseplan einbauen, denn Radieschen liefern uns die Spurenelemente Selen für die Immunkraft sowie Eisen für mehr Vitalität. Sie enthalten aber auch Magnesium fürs Herz, Kalium für Muskeln, Nerven und die Verdauung. Dazu noch Vitamin C gegen Stress. Das Wichtigste aber sind die schwefelhaltigen Senföle der Radieschen, die für den scharfen Geschmack und den Geruch sorgen. Die Senföle wirken antibakteriell, bekämpfen schädliche Bakterien in Magen und Darm. Außerdem sind Radieschen eine »Abspeckpille« aus dem Gemüsebeet. Sie binden bei einer üppigen Mahlzeit einen Teil des Fettes an sich, transportieren es aus dem Körper und verhindern, dass dieses Fett Schaden anrichten kann.

Reisegepäck für den Sommerurlaub

Wer jetzt eine Urlaubsreise antritt, der ist mit Gepäck unterwegs. Koffer und Taschen können ganz schön schwer, zu schwer sein. Und das verursacht Rü-

ckenschmerzen, Nacken- und Schulterverspannungen. Wer das verhindern möchte, der sollte beim Reisegepäck einiges beachten. Bevorzugen Sie leichte Koffer und Taschen, und packen Sie nicht zu viel hinein. Statt eines großen Koffers wählen Sie zwei kleinere, auf die Sie das Gepäck gleichmäßig verteilen können. Für schweres Gepäck brauchen Sie Koffer und Reisetaschen mit Rollen. Wenn die Reisetasche nur einen Tragegurt hat, dann sollten Sie regelmäßig die Seite wechseln. Heben Sie die Gepäckstücke niemals mit rundem Rücken vorgebeugt in die Höhe. Gehen Sie in die Knie und richten Sie sich mit geradem Rücken auf. Je näher Sie das Gepäckstück am Körper tragen, desto geringer ist die Belastung für die Bandscheiben. Von einem Rucksack sollten Sie immer beide Gurte über die Schultern ziehen, um die Wirbelsäule zu schonen.

Reizhusten vertreiben mit Wald- und Buchweizenhonig

Das passiert, wo auch immer. Ganz plötzlich muss man husten. Zuerst denkt man: Das geht vorbei. Doch es

141

geht nicht vorbei. Man muss immer wieder husten. Daher sucht man unverzüglich einen Arzt auf. Die klare Diagnose lautet: »Ein typischer Reizhusten!« Viele Ärzte, vor allem jene, die sich intensiv mit Naturmedizin befassen, empfehlen oft ein uraltes Hausmittel, nämlich den dunklen Waldhonig oder den dunklen Buchweizenhonig. Diese beiden Honigsorten haben sich für die Bronchien am besten bewährt. Das hat eine Studie in den USA mit 105 Kindern bewiesen, die an Reizhusten litten. Da dieser Husten sehr oft den Schlaf stört, sollte man vor dem Zubettgehen zwei Teelöffel Honig langsam im Mund zergehen lassen. Eines aber muss man wissen: Kindern unter einem Lebensjahr darf man den Honig nicht geben, denn er enthält Bakterien, die einem Kleinkind gefährlich werden können.

Rheuma: Ein hohes Risiko dabei sind Rauchen und Übergewicht.

Was lange Zeit bloß vermutet wurde, ist jetzt wissenschaftlich erwiesen: Viele Krankheiten sind nicht nur Schicksal. An vielen gesundheitlichen Störungen sind wir selbst schuld. Ein typisches Beispiel ist Rheuma. Man kann sich gut davor schützen, wenn man sich einen vernünftigen Lebensstil angewöhnt: Dazu gehören viel Bewegung und Wärme sowie eine ausgewogene Ernährung mit wenig Fleisch, denn Rheuma wird durch die Arachidonsäure im Fleisch begünstigt – Schweinefleisch und Rindfleisch enthalten doppelt soviel Arachidonsäure wie Geflügel. Außerdem sollte man ganz bestimmten Gemüsesorten den Vorzug geben. Wissenschaftler der Universität Kopenhagen haben eine interessante Entdeckung gemacht: Rote und gelbe Paprikaschoten – mit Apfelessig und Distelöl zu einem Salat verarbeitet –, und rohe, frische Gurkenscheiben, aber auch rohe Zwiebeln können Rheumaschmerzen lindern. Brandneue Forschungsergebnisse zeigen, dass das Aufeinandertreffen von zwei Zivilisationssünden ein hohes Risiko für eine Rheumaerkrankung ist, u. a. die Kombination von Übergewicht und Rauchen. Gesellt sich dazu noch eine depressive Stimmung, ist Rheuma vorprogrammiert. Übergewicht und Rauchen führen vor allem bei Frauen im Laufe der Zeit zu Rheuma. Daher: Hände weg vom Rauchen!

Rosenblütentee bringt sommerliche Stimmung.

Einen schönen, sonnigen Tag mit angenehmen Temperaturen sollte man voll und ganz genießen, ob allein, mit der Familie oder Freunden. Wenn Ihre Laune allerdings nicht so ganz danach ist, können Sie etwas nachhelfen. Stärken Sie Ihre Seele mit Rosen. In erster Linie freut man sich im Sommer über den Anblick dieser wunderbaren Blumen und genießt den herrlichen Duft.

Zur Aufhellung der Stimmung kann man Rosen auch trinken. Und so wird es gemacht: Sammeln Sie frische Rosenblütenblätter, die unbedingt ungespritzt und aus biologischem Anbau stammen müssen. Zwei gehäufte Teelöffel von gewaschenen und klein geschnittenen Rosenblütenblättern werden mit einem Viertelliter kochendem Wasser übergossen. Nur zwei bis drei Minuten zugedeckt ziehen lassen. Wenn Sie getrocknete Rosenblätter aus der Apotheke verwenden, sollten Sie diese zehn bis 14 Minuten ziehen lassen. Dann durchseihen, mit ein wenig Honig süßen und lauwarm in kleinen Schlucken genießen.

Unter Rückenschmerzen leidet zumindest zeitweilig fast jeder. Falsches Verhalten kann die Ursache sein, und dies gilt es zu verändern.

Rückenprobleme beim Laufen? Weniger reden!

Sie absolvieren viele Jahre mit Leidenschaft jeden Morgen oder am frühen Abend ein Joggingprogramm und fühlen sich danach so richtig wohl. Bisher sind Sie immer allein gelaufen. Doch Sie lassen zu, dass sich Ihnen jemand zugesellt für die Joggingtour. Es ist jemand, mit dem Sie sich gut verstehen und mit dem Sie sich gut unterhalten können. Daher sind Sie erstaunt, dass Ihnen plötzlich das Laufen nicht mehr so guttut. Sie haben Rückenschmerzen. Und fragen sich natürlich, woher die plötzlich kommen. Sportärzte der Universität von Queensland in Australien haben herausgefunden, dass Rückenschmerzen vor allem jene Menschen beim Laufen bekommen, die dabei sehr viel reden. Denn dadurch wird verhindert, dass sich die stützende Rückenmuskulatur richtig entspannt. Und genau diese Entspannung schützt vor unangenehmen

Schmerzen im Rücken. Daher ein guter Rat: Alleine laufen oder wenig dabei reden. Nur das hilft.

Rückenschmerzen mit einer Erste-Hilfe-Übung mindern

Rückenschmerzen entstehen, weil die meisten zu viel sitzen, zu viel stehen oder tagsüber am Arbeitsplatz einseitigen Belastungen ausgesetzt sind. Die einen schlucken sofort Schmerztabletten mit oft erheblichen Nebenwirkungen. Die anderen leiden still vor sich hin. Beides ist nicht ideal. Es gibt nämlich für Rückenschmerzen eine einfache Erste-Hilfe-Übung, die jeder vor Ort durchführen kann. Wenn Sie die Rückenschmerzen relativ weit unten an der Wirbelsäule spüren, dann können Sie den Bandscheiben ganz schnell wieder neue Kraft geben, indem Sie sich aufrecht und locker hinstellen, geradeaus schauen und dann beide Pobacken gleichzeitig anspannen und gleich wieder loslassen. Anspannen, loslassen, anspannen, loslassen. Etwa 50-mal. Sie werden staunen, wie schnell die Schmerzen verschwunden sein werden. Die Übung hilft auch hervorragend bei Hexenschuss.

Auch Kräuteröle können helfen

Rückenbeschwerden müssen immer vom Arzt abgeklärt werden. Handelt es sich bei den Schmerzen im Rücken um Abnutzungserscheinungen der Wirbelsäule, dann kann man mit Einreibungen einiges erreichen. Diese sollte man jeden Abend vornehmen, damit sie über Nacht während des Schlafs wirken. Sehr bewährt hat sich Johanniskrautöl oder Kamillenöl. Man massiert die Öle mit den Händen in kreisenden Bewegungen in die Haut ein. Und zwar links und rechts von der Wirbelsäule. Studien amerikanischer Ärzte haben ergeben, dass die genannten Öle dieselbe schmerzlindernde Wirkung wie eine Schmerztablette haben können. Probieren Sie es aus. Sie werden staunen, wie wohltuend diese Massage für den Rücken ist.

Satt? Dann nicht weiteressen

Sie wissen sicher, dass Japaner generell eine hohe Lebenserwartung haben. Die ältesten Menschen der Welt leben auf der japanischen Insel Okinawa. Dort gibt es extrem viele über Hundertjährige. Und zwar Frauen und Männer. Wenn man so etwas hört, möchte man wissen: Wie leben diese Menschen? Was ist der Grund dafür, dass sie so alt werden und dabei fit und vital bleiben? Amerikanische Wissenschaftler sind diesen Fragen nachgegangen und haben herausgefunden, dass sich die Japaner auf Okinawa überwiegend von Gemüse, Obst und Fisch ernähren. Doch sie sind der festen Überzeugung, dass es nicht nur wichtig ist, was man isst, sondern es ist auch wichtig, was man nicht isst. Auf Okinawa werden immer nur kleine Portionen gegessen. Die Anti-Aging-Strategie dort lautet: Sobald man satt ist, mit dem Essen aufhören!

Erstbesucher einer Sauna sollten am Vormittag schwitzen.

Wer in der kalten Jahreszeit die natürlichen Abwehrkräfte stärken möchte, der sollte regelmäßig eine Sauna besuchen. Doch Saunaerstbesucher und Menschen mit einem empfindlichen vegetativen Nervensystem sollten den Zeitpunkt des Saunierens gut abwägen. Für sie ist es besser, wenn sie am Vormittag schwitzen. Wenn sie das abends tun, kann der Organismus ganz schön durcheinandergeraten. Es kann danach zu Einschlafstörungen und zu einer verstärkten Ausschüttung von Stresshormonen kommen. Das haben Ärzte im deutschen Sauna-Bund Bielefeld beobachtet. Geübte Saunabesucher haben dieses Problem nicht. Sie sind nach einer abendlichen Schwitzkur angenehm müde, schlafen entspannt ein. Denn bei erfahrenen Saunafans wird im Gehirn verstärkt das Hormon Serotonin gebildet. Saunaanfänger sollten allerdings nur dann am Vormittag schwitzen, wenn sie danach eine Stunde ruhen können. Nur so ist der Saunagang hilfreich.

Schaukeln schafft Wohlbefinden.

Haben Sie schon eine Liste mit Ihren Weihnachtswünschen geschrieben, damit Ihre Freunde, Verwandten und Bekannten wissen, was sie Ihnen zum Fest schenken könnten? Wenn Sie das noch nicht getan haben, setzen Sie unbedingt noch ein wichtiges Präsent dazu: einen Schaukelstuhl. Damit können Sie viel für die Gesundheit und fürs Wohlbefinden tun. Eine Studie an der Universität von Rochester im US-Bundesstaat

New York hat ergeben: Wer regelmäßig schaukelt, kann Stress rasch abbauen, sich vor einem Burn-out-Syndrom schützen, depressive Gedanken verdrängen und abends besser einschlafen. Es kann sogar Schmerzen lindern. Die Studie hat auch ergeben, warum Schaukeln ein so enormes Wohlbefinden schafft. Es hat einen positiven Einfluss auf das Innenohr. Dort befinden sich zahllose Rezeptoren für Beschleunigung, Verlangsamung und Vibration. Das führt zu leichten Schwingungen. So eine Entspannung wirkt Wunder.

Unter Schlafproblemen leidet etwa ein Drittel der Deutschen. Ich mache ein paar Vorschläge für Menschen, die schlecht einschlafen, nicht durchschlafen können und immer zu früh aufwachen.

Fußsohlenmassage

Viele von uns, die den ganzen Tag Stress hatten, können abends nicht entspannt einschlafen. Die einen greifen zu Schlaftabletten, die anderen bereiten einen Kräutertee zu oder nehmen ein pflanzliches Mittel aus dem hoch dosierten Extrakt von Hopfen, Baldrian oder Passionsblumenblüten. Es gibt aber Menschen, die wollen weder das eine noch das andere. Sie möchten nichts trinken und nichts schlucken. Auch dafür gibt es eine Lösung. Steuern Sie das Einschlafen von den Fußsohlen aus. Immerhin führen von da etwa 70 000 Nervenbahnen in den ganzen Körper. Ihre Füße sollten gewaschen und trocken sein. Dann mischen Sie in einer kleinen Glasschale fünf Tropfen Fenchelöl mit zwei Esslöffeln kalt gepresstem Olivenöl, tauchen die Fingerspitzen der rechten Hand ein und reiben das Ölgemisch sanft in beide Fußsohlen ein. Machen Sie das 15 Minuten vor dem Zubettgehen und ziehen Sie dann Socken an. Sie werden wunderbar einschlafen.

Den Schlaf fördern durch hilfreichoriginelle Übungen

Einschlaf- und Durchschlafprobleme sind ein großes Thema. Statt Schlaftabletten gibt es kuriose, aber sehr wirksame Einschlafübungen, die jeder kennen sollte. Probieren Sie die eine oder andere aus:

- Lockern Sie die Mundregion mit heftigem Schmatzen und Schlürfen. Sie beruhigen damit jene Nerven, die aus dem gleichen Hirnabschnitt kommen wie die, die für den Schlaf zuständig sind.

- Oder nicken Sie einige Minuten mit dem Kopf, wobei Sie bei der Aufwärtsbewegung einatmen sollten. Das bringt den ganzen Körper in eine Ruhephase.
- Lehnen Sie sich im Sitzen zurück und massieren Sie mit der flachen Hand die Stirn. Bei diesen Streichübungen wird die Produktion des beruhigenden Hormons Oxytocin angeregt.
- Und noch etwas ist gut, um einschlafen zu können. Stellen Sie sich breitbeinig hin und wiegen Sie den Körper hin- und her. Das bringt Ruhe und Harmonie ins Gehirn.

Schlafschwierigkeiten im Hotel – das eigene Kissen mitnehmen

Das ist Ihnen sicher auch schon passiert: Sie reisen voll Freude in den Herbsturlaub, betreten ein richtiges Traumhotel und jubeln über das wunderschöne Appartement. Doch dann kommt die erste Nacht im fremden Bett. Eine Qual. Sie können nicht einschlafen, wälzen sich ruhelos im Bett hin und her, erwachen am nächsten Morgen wie gerädert. Was ist passiert? US-Forscher haben es herausgefunden. Die erste Nacht in einem fremden Hotelbett verläuft oft wenig erholsam, weil nur die rechte Hirnhälfte schläft, während die linke Hirnhälfte als Beschützerin in Habachtstellung verharrt. Sie will die fremde Schlafumgebung überwachen. Das Pech dabei: Speziell diese linke Hirnhälfte ist für die erholsamen Tiefschlafphasen verantwortlich. Kein Wunder, dass man keine Ruhe findet. Wie aber kann man in der ersten Nacht im Ferienhotel gut schlafen? Ganz einfach: Bringen Sie Ihr eigenes Kopfkissen mit.

Schlank und fit durch den Frühjahrsputz

Wenn die Sonne vom azurblauen Himmel strahlt, dann kommen die Spuren der kalten Jahreszeit ans Licht: Das Glas von Fenster und Türen hat Flecken. Der Fußboden lässt an Glanz zu wünschen übrig. Und die Vorhänge müssen gewaschen werden. Mit einem Wort: Der Frühjahrsputz steht an. Sehen Sie diese notwendige Arbeit positiv. Sie fördert Ihre Gesundheit und das Aussehen. Es

147

gibt dafür eine Supermotivation. Man verbraucht beim Putzen eine Menge Kalorien. Experten haben das berechnet und legen konkrete Zahlen vor: Beim Bodenschrubben verbraucht ein 70 Kilo schwerer Erwachsener in einer Stunde 320, beim Aufhängen der Wäsche auf die Leine verbrennt man in nur 15 Minuten 50 Kalorien. Eine Stunde Staubsaugen bringt ein Minus von 280 Kalorien. Beim Fensterputzen sind es sogar 350 Kalorien in 60 Minuten.

Wirksame Schlankmacher wünschen sich alle, die abnehmen wollen. Probieren Sie doch einige meiner Anregungen aus.

Schlankmacher in flüssiger Form

Was haben Sie schon alles ausprobiert und gegessen, um abzunehmen? Haben Sie schon einmal überlegt, dass man vielleicht besser etwas trinken sollte? Es gibt sie – flüssige Schlankmacher. Da ist zum Beispiel der Rotbuschtee. Er stoppt den Heißhunger und bringt die Verdauung in Schwung. Oder der Matetee. Er stoppt ebenfalls den Hunger und wandelt Fett in Energie um. Besonders wir-

kungsvoll ist warmes Ingwerwasser: drei Scheiben von einer frischen geschälten Ingwerwurzel in einer Tasse mit heißem Wasser übergießen und fünf Minuten ziehen lassen. Bringt die Energieverbrennung auf Hochtouren und reinigt den Körper. Viele schwören auf den Apfelessigdrink. Man rührt in einen Viertelliter Wasser drei Esslöffel Apfelessig und einen Teelöffel Honig, trinkt diese Menge morgens auf nüchternen Magen in kleinen Schlucken. Das fördert Fett abbauende Prozesse und dämpft die Lust auf Süßes.

Abnehmhilfe und Durstlöscher – Gurkenwasser

Es ist für unseren Kreislauf und für den Stoffwechsel ungeheuer wichtig, dass wir täglich Wasser trinken. Etwa eineinhalb Liter. Doch jeden Tag Wasser trinken – das kann langweilig werden. In den USA hat man eine kluge und sinnvolle Alternative entdeckt. Man bereitet täglich für sich und die Familie ein Getränk zu, das den Durst löscht, das den menschlichen Körper mit einer Fülle von Mineralstoffen, Vitaminen und Spurenelementen in Elektrolytqualität versorgt und das beim

Schlankbleiben und Schlankwerden hilft. Es ist Gurkenwasser. Und so wird es zubereitet: Eine Bio-Salatgurke gut waschen, nicht schälen, in dünne Scheiben schneiden. Die Gurkenscheiben in einen Glaskrug geben, Wasser auffüllen, zwei Stunden im Kühlschrank stehen lassen. Vor dem Servieren umrühren. Das Gurkenwasser hilft beim Abnehmen, weil die Tartronsäure in der Schale des Gemüses die Umwandlung von Stärke in Fett unterbindet.

Schlechte Laune kann durch ätherische Öle gebessert werden.

Es gibt Tage, da hat man einfach schlechte Laune, kann sich selbst nicht leiden. Und auch den nettesten Menschen gelingt es nicht, uns aufzuheitern. Das kann man selbst am allerbesten mit einem einfachen Hausmittel erreichen, das schon unsere Großmütter angewendet haben. Und jetzt haben israelische Wissenschaftler an der Universität Tel Aviv die Wirkung bestätigt. Greifen Sie einfach zu einer reifen Zitrone oder einer voll ausgereiften Orange, drücken Sie die Frucht an die Nase und riechen Sie intensiv daran. Zwei, drei Minuten

lang. Das genügt. Sie werden erstaunt feststellen, dass Ihre schlechte Laune verflogen ist. Die Studie in Israel hat nachgewiesen, warum das so ist. Der Duft der ätherischen Öle aus Zitrone oder Orange regt im Gehirn die Produktion des allseits bekannten Glückshormons Serotonin an. Außerdem haben die Zitrusdüfte eine leistungssteigernde Wirkung. Man hat nicht nur bessere Laune, man ist auch sehr aktiv.

Wer unter Schmerzen leidet, wünscht sich oft natürliche statt Schmerzmittel. Hier ein paar Ideen zum Ausprobieren.

Schmerzen einfach wegdenken – das geht

Sie kennen das sicher: Wenn ein Kind Schmerzen hat und weint, dann sind Eltern und Großeltern eifrig bemüht, das Kind abzulenken. Man zeigt ihm ein neues Bilderbuch, singt ihm ein Lied vor, erzählt ihm eine lustige Geschichte. Das funktioniert. Dieser Trick wirkt auch bei Erwachsenen. Da muss die betreffende Person allerdings selbst in Aktion treten und das Ablenkungsmanöver selbst starten. Probieren Sie es doch einmal aus. Sobald Sie sich verletzt haben oder von anderen Schmerzen geplagt werden, denken Sie an einen Palmenstrand, an eine blühende Wiese im strahlenden Sonnenschein oder aber an eine komplizierte mathematische Rechenaufgabe. Wissenschaftler des Universitäts-Klinikums Hamburg Eppendorf haben herausgefunden: Wenn das Gehirn mit anderen Gedanken beschäftigt wird, werden Schmerzreize bereits im Rückenmark gebremst. Die Folge: Das allgemeine Schmerzempfinden wird geringer.

Schmerzen in den Knien können wegmassiert werden

An heißen Tagen, wenn man viel unterwegs war, viel stehen oder gehen musste, oder wenn man intensiv Sport getrieben hat, treten in den Knien oft Schmerzen auf. Die Traditionellen Chinesischen Medizin hat dagegen eine wunderbare Akupressurmassage, die jeder ganz leicht durchführen kann. Setzen Sie sich entspannt auf einen bequemen Stuhl. Der Oberkörper ist aufgerichtet. Jetzt suchen Sie mit den Zeigefingern an je-

dem Knie das obere Ende der Kniescheibe. Wenn Sie die Stelle gefunden haben, legen Sie genau dort die Handballen auf. Den rechten Handballen am rechten Knie, den linken Handballen am linken Knie. An dieser Stelle massieren Sie mit den Handballen in kreisenden Bewegungen die Knie. Jeweils drei Minuten. Dann machen Sie eine kurze Pause und massieren wieder. Noch schneller bekommen Sie die Schmerzen in den Griff, wenn Sie vor dem Massieren etwas Rosmarinöl auf die Knie geben.

Gutes Antischmerzmittel: Sonnenstrahlen

Sie sollten das einmal testen: Wenn die Sonne vom Himmel lacht, lassen Sie die Strahlen 15 bis 20 Minuten auf Ihr Gesicht, auf die Schultern und Arme sowie auf die Beine einwirken. Sie werden sich danach viel besser fühlen. Die Sonne wirkt wie eine Naturarznei. Sie fördert die Bildung von Endorphinen im Körper. Und die heben nicht nur deutlich die Stimmung, sie reduzieren auch das Schmerzpotenzial. Außerdem wird in den Hornzellen unserer Haut verstärkt das Hormon Melanotropin produziert.

Und das kurbelt den Stoffwechsel an und stärkt das Immunsystem. Eine verbesserte Durchblutung versorgt alle Organe mit mehr Sauerstoff und Vitalstoffen. Die Strahlen der Sonne dringen tief unter die Haut und wirken positiv auf das vegetative Nervensystem. Die Folge: Das Herz schlägt ruhiger und man kann besser mit Stress zurechtkommen. Außerdem wird das heilsame Vitamin D produziert.

Schnupfen & Co. mit einem Solefußbad vorbeugen

An kalten Herbst- und Wintertagen begegnet man ständig Leuten, die husten, niesen und sich schnäuzen. Mitunter sind kalte Füße, ein kalter Kopf oder eine starke Stressbelastung schuld daran, dass unsere Körperabwehr entscheidend geschwächt wird und eine ganze Armee von Viren über uns herfällt. Es ist daher wichtig, rechtzeitig Gegenmaßnahmen zu ergreifen, um das Immunsystem zu stärken und zu schützen. Auch schon vorbeugend. Dabei können zwei einfache Naturstoffe helfen: Wasser und Salz. Gießen Sie in eine ausreichend große Schüssel fünf Liter angenehm warmes

Wasser, geben Sie zwei Handvoll Salz dazu, verrühren Sie es und stellen Sie beide Füße hinein. Dann gießen Sie jede Minute etwas heißes Wasser dazu, bis die Temperatur über 38 Grad steigt. Die ideale Dauer des Fußbades: 20 Minuten. Danach: 30 Minuten Bettruhe. Das Salz im Wasser steigert die Durchblutung, unterstützt den Wärmeeffekt des Wassers und stärkt das Immunsystem.

Den letzten Schnupfen der Saison erträglicher machen

Ein Schnupfen ist immer unangenehm. Die Nase ist verstopft. Man bekommt keine Luft, hat Kopfschmerzen und handelt sich sehr schnell auch noch eine Nebenhöhlenentzündung ein. Es gibt ein paar Maßnahmen, damit man schneller wieder gesund wird. Blasen Sie beim Schnäuzen nicht gleichzeitig aus beiden Nasenlöchern in das Taschentuch. Sie drücken damit den Schleim in die Nebenhöhlen. Das kann zu schmerzhaften Entzündungen führen. Sie müssen beim Schnäuzen jeweils ein Nasenloch zuhalten. Ein Papiertaschentuch ist eine Virenschleuder und muss nach einmaligem Gebrauch weggeworfen werden. Atmen Sie nicht durch den Mund ein, sondern immer nur durch die Nase. Die Flimmerhärchen der Nase lassen viele Viren nicht durch. Sie werden beim Ausatmen wieder weggeblasen.

Schönheitsmittel Schokolade

Mögen Sie gern Schokolade? Man kann das heutzutage offen zugeben, denn es ist längst bekannt, dass vor allem die dunkle Schokolade mit einem Kakaoanteil von etwa 70 bis 80 Prozent gesund ist und mit dem Bioaktivstoff Resveratrol Herz und Kreislauf stärkt und schützt. Lange bekannt ist auch, dass Schokolade glücklich macht. Wenn man ein kleines Stück auf der Zunge zergehen lässt, steigt der Tryptophangehalt im Blut. Und Tryptophan wird in das Glückshormon Serotonin umgewandelt. Doch jetzt gibt es eine ganz neue Erkenntnis: Schokolade macht auch schön, ist ein Kosmetikum. Sie enthält das Antioxidans Flavanol. Das greift zellschädigende Substanzen an und neutralisiert sie. Damit schützt Flavanol unsere Haut vor frühzeitigem Altern. Die Haut kann besser die schäd-

lichen UV-Strahlen der Sonne verkraften. Der Feuchtigkeitsgehalt wird verbessert. Trockene Haut wird zarter, die Rückfettung wird unterstützt. Und das alles verdanken wir der dunklen Schokolade.

Schönes Wetter in die Seele zaubern

Mitunter gibt es auch in der schönen Jahreszeit Tage mit grauenhaftem Wetter. Lassen Sie sich davon nicht beeinträchtigen, zaubern Sie Schönwetter in Ihre Seele. Aktivieren Sie sechs Stimmungsmacher.

- Schlüpfen Sie an einem trostlose Sommertag in bunte Kleidung. Farben schaffen im Unterbewusstsein bessere Laune und positives Denken.
- Versuchen Sie, so oft wie möglich zu lächeln. Das eigene Lächeln wirkt auch nach innen.
- Tun Sie Gutes. Das hebt das Selbstwertgefühl. Und wenn es bloß eine großzügige Spende für die Kaffeekasse ist.
- Machen Sie einen Spaziergang durch die Natur. Diese Bewegung fördert die Produktion von Glückshormonen.

Und wenn Sie sich auf einer Wiese oder am Waldesrand befinden, schauen Sie ins Grüne. Bereits nach fünf Minuten hebt sich die Stimmung.

- Essen Sie eine Portion Schokoladeneis. Eisschlecken an sich macht glücklich. Schokoladeneis verdoppelt diese Wirkung und fördert die Bildung von Endorphinen und Serotonin.

Schulterschmerzen: So können Sie sich davor schützen

Sie sind weitverbreitet. Daher ist es sinnvoll, dass wir vorbeugende Maßnahmen setzen, damit es zu diesen Beschwerden gar nicht erst kommt. Es gibt zwei einfache Übungen, die man allerdings regelmäßig machen muss.

- Verschränken Sie die Hände. Die Daumen müssen zur Decke des Raumes zeigen. Nun ziehen Sie Ihre Arme weit vom Körper nach vorne, so lang, bis Sie in den Muskeln eine leichte Spannung spüren. Nun zeichnen Sie mit den Unterarmen ein paar Sekunden lang eine liegende Acht in die Luft, dann ausschütteln.
- Stellen Sie sich einen halben Meter vor einer Wand aufrecht hin. Stemmen

Sie sich mit beiden Händen gegen die Wand, möglichst ohne ins Hohlkreuz zu kommen, und führen Sie nun einen Stehstütz durch, sozusagen einen Liegestütz im Stehen. Zwei bis drei Minuten lang. Dann die Arme ausschütteln. Mit diesen beiden Übungen stärken Sie die Schultermuskeln.

Schwindelanfälle durch Kniebeugen verhindern

Es kann jeden treffen: Jung und Alt. Wer schon einmal von einer Schwindelattacke heimgesucht worden ist, der weiß, wie beängstigend es ist, wenn sich plötzlich rund um einen herum alles dreht und man Angst hat, hinzufallen. Betroffene fragen: Was kann man dagegen tun? Oft sind bloß harmlose Verspannungen die Ursache. Dann genügt es, wenn man mit beiden Händen den Nacken massiert. Auch Bewegungsmangel kann zu Schwindel führen. Regelmäßige flotte Spaziergänge können vorbeugend helfen. Wenn man einen Schwindelanfall zu Hause erlebt, legt man sich am besten in Rückenlage auf den Boden und versucht, mit beiden Augen einen ganz bestimmten Punkt an der Zimmerdecke zu fixieren. Atmen Sie extrem langsam und gleichmäßig. Zu viel Sauerstoff im Gehirn kann den Schwindel verstärken. Eine weitere gute vorbeugende Übung: Versuchen Sie, jeden Morgen eine Weile auf nur einem Bein zu stehen, zum Beispiel beim Zähneputzen.

Die Sehkraft mit Salbei stärken

Jeder von uns kennt Salbei und den Tee, den man aus den Blättern zubereitet. Salbeitee stoppt die Arbeit der Schweißdrüsen und wirkt gegen nächtliche Schweißattacken. Es ist auch schon lange bekannt, dass man mit Trinken und Gurgeln den Salbeitee erfolgreich gegen Halsschmerzen einsetzen kann. Haben Sie gewusst, dass man mit Salbeitee auch die Sehkraft stärken kann? Früher hatten die Jäger oft eine Flasche mit Salbeitee dabei und sich im Wald zwischendurch immer wieder damit die Augen ausgewaschen. Sie haben auf diese Weise die Sehkraft geschärft und müde Augen aktiviert. So wird der Tee zubereitet: Ein gehäufter Teelöffel getrocknete Salbeiblätter werden mit einem Viertelliter kochendem Wasser überbrüht. Fünf Minuten zugedeckt ziehen lassen, durch-

seihen und lauwarm trinken. Doch es gibt noch ein anderes altes Jägerrezept für die Augen. Einfach ein kleines, frisches Salbeiblatt kauen.

Sex nach einem Herzinfarkt ist nicht gefährlich.

Wenn jemand verliebt ist, kann mitunter das Herz mächtig pochen. Und beim Sex kann man das eine oder andere Mal außer Atem kommen und richtig schwitzen. Es ist daher kein Wunder, dass Patienten, die einen Herzinfarkt hatten und zu Hause wieder ein normales Leben führen, die Anstrengungen bei der Liebe meiden wollen. 89 Prozent glauben, dass Sex ihr Herz überfordert und gefährdet. Auch Menschen mit Bypass oder mit einem schwachen Herzen glauben das. Sie haben Angst, dass sie beim Sex sterben könnten. Namhafte erfahrene Herzspezialisten sagen: Diese Befürchtung ist unbegründet. Die Aktivität beim Sex ist bloß so anstrengend wie schnelles Gehen, Radfahren oder Treppensteigen. Also normalerweise ungefährlich. Wer es genau wissen will, sollte den Arzt fragen. Ein Belastungs-EKG verrät, wie viel Anstrengung das Herz verträgt. Also im Normalfall nach einem Herzinfarkt: grünes Licht für Sex.

Silvesterglücksbringer können wirklich helfen.

In der Silvesternacht oder in den ersten Tagen des neuen Jahres ist es in vielen Familien, aber auch unter beruflichen Kolleginnen und Kollegen ein beliebter Brauch, sich Glücksbringer zu schenken. Ein Glücksschweinchen, einen Sternzeichenanhänger für die Halskette oder vierblättrige Kleeblätter. Man lächelt darüber und nimmt das kleine Geschenk entgegen. Manche genieren sich deswegen, und keiner glaubt wirklich an eine Wirkung dieses Glücksbringers. Ab sofort ist das anders. Eine aktuelle Studie in den USA hat ergeben, dass so ein Glücksbringer im neuen Jahr tatsächlich helfen kann, wenn auch auf Umwegen. Der kleine Talisman, den man geschenkt bekommt, vermittelt gute Laune, Optimismus und das Gefühl, beschützt zu sein. Das sind beste Voraussetzungen dafür, dass man vor allem in den ersten Tagen des Jahres jede Aufgabe selbstbewusster und optimal erledigt.

Sommerschnupfen verhindern durch frische, kühle Luft

Es passiert heutzutage immer öfter, dass viele von uns auch in der schönen Jahreszeit – mitten im Sommer –, oft einen Schnupfen bekommen. Britische Ärzte haben herausgefunden, dass in den allermeisten Fällen eine angegriffene Nasenschleimhaut dahintersteckt. Sie ist zu schwach, um sich gegen eindringende Viren und Bakterien wehren zu können. Also muss die Nasenschleimhaut gerade in dieser Zeit unbedingt gestärkt werden.

Dazu braucht man aber keine Medikamente. Man muss nur eine ganz einfache Naturtherapie durchführen, allerdings konsequent. Man sollte frühmorgens oder spätabends, wenn die Luft draußen kühl oder kalt ist, spazieren gehen. Das gilt auch für tagsüber, wenn kaltes Wetter herrscht. Mit einem Wort: Der Kälteeinfluss ist wichtig. Die Nasenschleimhaut sollte mindestens 30 Minuten lang kalter oder kühler Luft ausgesetzt werden. Und man sollte dabei ganz bewusst tief aus- und einatmen. Das ist ein Superschutz vor Sommerschnupfen.

Sonne und gute Laune sind ideale Partner für die Seele.

Es ist jedes Mal wie ein kleines Wunder. Es beginnt ein ungemütlicher Frühlingstag mit Nebel und dicken schwarzen Wolken. Rundherum sind die Menschen gereizt, schlecht gelaunt, mitunter auch aggressiv. Und dann, plötzlich während der Mittagszeit, bricht die Sonne durch die Wolkendecke. Mit einem Schlag sind die meisten von uns gut gelaunt, gehen sehr viel freundlicher miteinander um, sind auch im Straßenverkehr weitaus netter und höflicher. Haben Sie schon einmal darüber nachgedacht, warum das so ist? Zahllose Studien zeigen, dass ein enger Zusammenhang besteht zwischen guter Laune und Vitamin D.

Dieses Vitamin, das eigentlich ein Hormon ist, schützt uns nicht nur vor Bluthochdruck und Diabetes. Es verbessert, das wird ganz oft vergessen, ganz entscheidend unsere Stimmung. Dieses Vitamin D kann unser Körper allerdings wirklich nur dann produzieren, wenn Sonne auf unsere Haut auftrifft. Das ist die einfache und einleuchtende Erklärung, warum wir an sonnigen Tagen besser drauf sind.

Sonnenbrand im Nacken: Quark oder Heilerde anwenden

Wenn die Sonne vom Himmel brennt, ist Vorsicht angesagt. Weil die Ozonschicht 15 Kilometer über uns dünner wird, sind die Strahlen stärker und aggressiver geworden. Dadurch steigt das Risiko für Hautkrebs. Auf der anderen Seite brauchen wir die Sonne für unsere gute Laune und für die körpereigene Produktion von Vitamin D. Wer einen Garten hat und viele Stunden mit Leidenschaft arbeitet, schützt sich vor zu viel Sonne: mit entsprechender Kleidung und einer Kopfbedeckung. An eine einzige Körperstelle denkt fast niemand. Das ist der Nacken. An dieser Stelle kann man sich einen schmerzhaften Sonnenbrand holen. Wenn es passiert ist, sollte man sofort etwas tun, damit die Rötung und die Schmerzen rasch wieder vergehen. Dafür gibt es zwei Naturrezepte. Legen Sie frischen Quark aus dem Kühlschrank auf die betroffene Hautstelle im Nacken. Oder rühren Sie Heilerde und Wasser zu einem Brei und tragen Sie diesen auf. Eine Weile einwirken lassen und vorsichtig abwaschen.

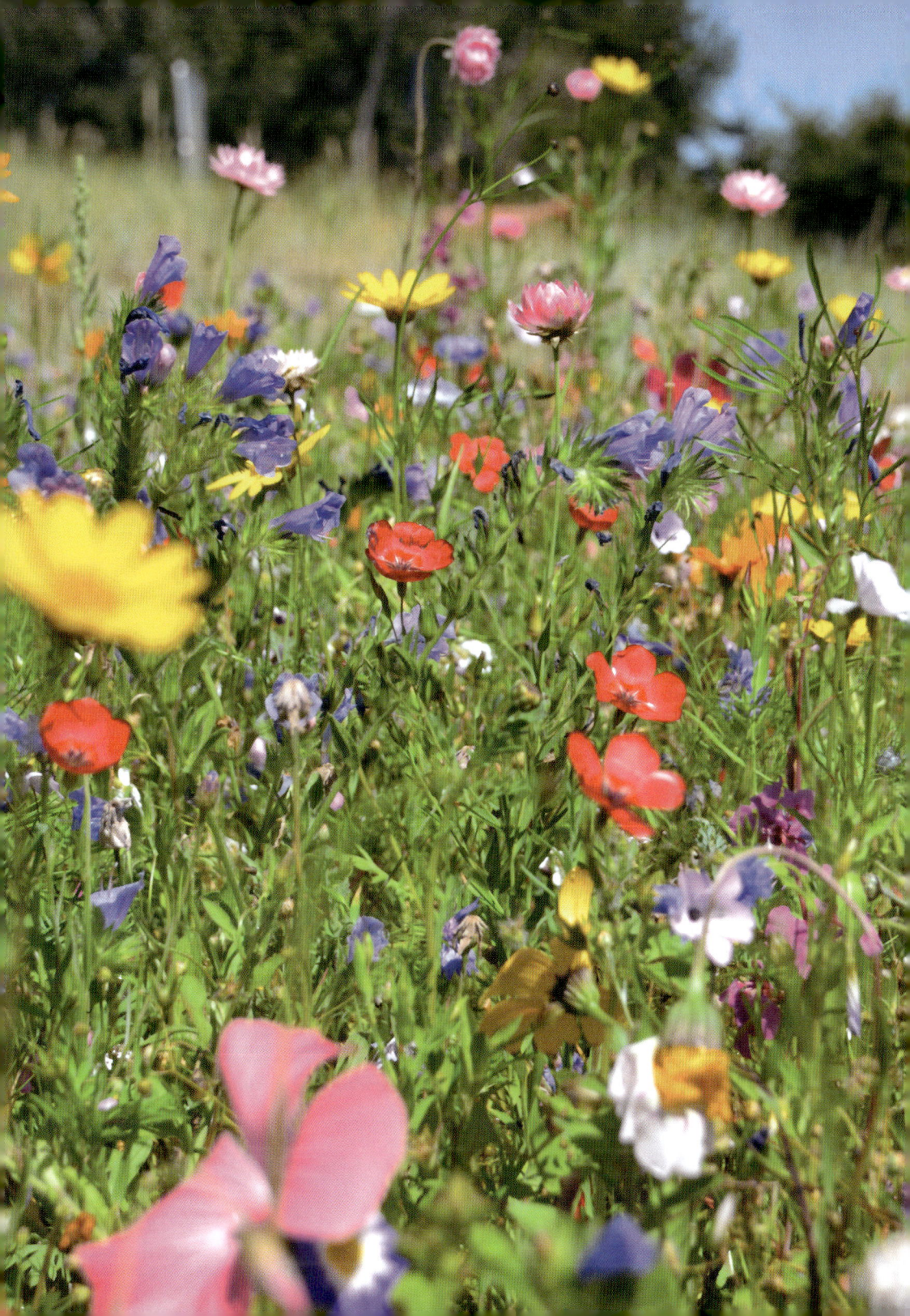

Spannungskopfschmerzen mit einfachen Tricks verringern

Für viele, die an Spannungskopfschmerz leiden, gibt es einfache Tricks, mit denn man den Kopfschmerz bei den ersten Anzeichen häufig schon verhindern kann.

Trinken Sie ein großes Glas Wasser, in dem Sie zuvor eine Magnesiumtablette aufgelöst haben. Oder trinken Sie ein Glas Mineralwasser mit einem hohen Magnesiumanteil. Legen Sie ein im Backofen erwärmtes Kirschkernkissen in den Nacken. Massieren Sie Pfefferminzöl mit den bloßen Fingern in Schläfen, Stirn und Nacken ein. Außerdem gibt es noch kleine Übungen, die kurios aussehen, aber oft verblüffend helfen können: Ziehen Sie die Stirn in Falten und halten Sie diese Position etwa acht Sekunden lang. Entspannen Sie die Stirn dann wieder. Wiederholen Sie die Übung zehnmal. Danach ziehen Sie beide Schultern gleichzeitig bis zu den Ohren hoch und kneifen dabei die Augen zu. Dann lassen Sie die Schultern fallen und öffnen die Augen ganz weit. Und der Kopfschmerz sollte verschwunden sein. Ich wünsche es Ihnen sehr.

Lebensverlängernd wirken tägliche Spaziergänge.

Ob das Wetter schön oder schlecht ist: Wir sollten so oft wie möglich spazieren gehen. Sie können damit nämlich sehr viel für Ihr Herz tun. Forscher der Universität Barcelona haben im Rahmen einer Studie herausgefunden: Wer jeden Tag mindestens 30 Minuten möglichst flott spazieren geht, der lebt erheblich länger.

Und das Schöne daran ist, dass jeder in jedem Alter, sofern er zwei gesunde Beine hat, spazieren gehen kann. Selbst wer sich nicht mehr so sicher fühlt, kann wandern. Und zwar mithilfe von Walkingstöcken, die beim Gehen stützen. Vielleicht wird jetzt der eine oder andere fragen: Wie kann man kontrollieren, ob der Spaziergang lang genug für die Gesundheit war? Das ist ganz einfach. Am besten kaufen Sie sich einen Schrittzähler. Bei manchen Krankenkassen bekommt man den oft sogar kostenlos. Dann können Sie die Länge ihrer Spaziergänge kontrollieren. Für ein gesundes Herz ist es notwendig, dass jeder von uns möglichst jeden Tag 10 000 Schritte macht.

Speisenkombinationen: Die eine macht krank, die andere gesund.

In den meisten Fällen besteht eine Mahlzeit aus mehreren Produkten. Und diese Kombination entscheidet, ob das Essen der Gesundheit nutzt oder schadet. Gefährliche und belastende Speisenkombinationen sind Schweinebraten mit Klößen, Bier mit Wurst, Pommes aus triefendem Fett mit Mayonnaise, Käse mit Weißbrot, Croissants mit Schokocreme, Speiseeis mit Schlagsahne. Das alles belastet Herz und Kreislauf, macht dick.

Diese Kombinationen hingegen sind sehr zu empfehlen: Lammbraten mit Naturreis, Putenbrust mit gedämpften Kartoffeln, Nudeln mit Tomatensoße, Spaghetti mit Gemüse oder mit Olivenöl und Knoblauch, getoastetes Vollkornbrot mit geschmorten Tomaten. Eine sehr gesunde Sommermahlzeit besteht aus Mozzarella (ob aus Kuh- oder Büffelmilch), Tomaten und Basilikum. Der Käse liefert Eiweiß gegen Stress, die Tomaten den Farbstoff Lycopin fürs Herz und Basilikum die Wirkstoffe Eugenol und Estragol für geistige Fitness. Bevorzugen Sie möglichst immer die richtige Kombination.

Sport im Freien hat viele Vorteile für die Gesundheit.

Die meisten von uns wollen im Sommer den Freizeitsport draußen ausüben. Und das ist gut so. Sport im Freien bringt viele Vorteile für die Gesundheit. Allein ein flotter Spaziergang kann die Durchblutung des Gehirns um 20 Prozent steigern, die Sauerstoffversorgung für den ganzen Körper wird verbessert. Die Ausschüttung des Vitalhormons im Gehirn wird angehoben. Das sorgt für eine besondere Lust und den Genuss am Freizeitsport. Durch die Bewegungsreize werden Herz und Kreislauf angeregt. Da man beim Sport tiefer atmet, werden die Atemwege mit mehr Sauerstoff gefüllt. Stress und Alltagsbelastungen werden rasch abgebaut. Der Körper entspannt sich total. Das funktioniert im Freien ganz besonders gut, weil das Naturerlebnis die Effekte verstärkt. Man kann draußen so wunderbar Energie tanken.

Sport macht nur dann fit, wenn man an ihn glaubt.

Machen Sie regelmäßig Freizeitsport? Nehmen Sie sich Zeit für Radfahren,

159

Laufen, Wandern, Nordic Walking? Haben Sie feste Sportzeiten in Ihren Kalender eingetragen? Ganz ehrlich: Tun Sie das alles aus Begeisterung? Oder ist der Freizeitsport eine lästige Pflicht geworden? Wenn das so ist, lassen Sie es sein. Eine Studie der Universität Freiburg hat ergeben, dass Sport nur dann die Gesundheit fördert, das Leben verlängert und Glückshormone in unserem Körper produziert, wenn man voll Freude trainiert und überzeugt ist, dass man einen wertvollen Beitrag für Fitness und Vitalität leistet. Die Teilnehmer der Studie, die voll Optimismus an einem Fahrradergometer-Training teilgenommen hatten, waren danach besonders fit und entspannt. Das haben Messungen der Gehirnströme gezeigt. Die anderen, die das Training als lästig empfunden haben, waren gestresst wie zuvor. Also bitte: Glauben Sie an Ihren Sport.

Stille ist eine heilende Naturkraft.

Es gibt eine Naturarznei, zu der jeder Zugang hat, und die obendrein nichts kostet. Es ist die Stille. Sie hat Heilkraft. Man muss nur wissen, wie man die gesundheitsfördernde Stille findet. Studien in den USA haben ergeben: Wenn jemand sich in die Stille zurückzieht, startet er damit eine beachtliche Regeneration. Das Nervensystem und das Gehirn tanken neue Kräfte. Man kann relativ rasch Stress abbauen. Nach dem Genuss von Stille fühlt man sich gelassener, souveräner und gesünder. Man ist den Anforderungen des Alltags besser gewachsen. Wo aber kann man denn in unserer heutigen lauten, hektischen Zeit Stille finden? Fahren Sie raus aus der Stadt, setzen Sie sich ans Ufer eines Sees oder eines Flusses. Gehen Sie durch einen Wald oder suchen Sie eine Kirche auf. Das sind Orte, wo Sie die Naturmedizin Stille finden und nutzen können. Wie bei vielen Naturarzneien kann man die Stille auch zur Verarbeitung von Stressfolgen, Burn-out-Syndrom oder Nervosität einsetzen.

Bei Streit und Ärger: Lavendelblütentee trinken

Es wird draußen bereits wieder früher dunkel, und es gibt kühle Tage, kalte Nächte. In dieser Zeit liegen bei vielen Menschen die Nerven blank. Man ärgert sich schneller, ist auch eher gekränkt als sonst. Und man spürt etwaige Stress-folgen intensiver. In dieser Verfassung gerät man allzu leicht mit anderen in Streit: im Berufsleben ebenso wie am Gartenzaun mit den Nachbarn. Nutzen Sie eine besonders wirksame Naturarz-nei: Lavendelblüten. Trinken Sie drei-mal täglich eine Tasse Tee. Ein gehäufter Teelöffel Lavendelblüten wird mit einem Viertelliter kochendem Wasser über-brüht. Man lässt ihn acht bis zehn Mi-nuten zugedeckt ziehen, seiht ihn durch und trinkt ihn lauwarm, mit etwas Ho-nig verrührt, in kleinen Schlucken. Der Wirkstoff Linalylacetat stärkt die Ner-ven, baut Ängste und Ärger ab.

Gestresste Menschen wünschen sich nebenwirkungsfreie Mög-lichkeiten, um wieder Ruhe und innere Sicherheit zu finden. Hier ein paar Vorschläge.

Stress lindern: die Schultern heben und senken

Alltäglicher Stress, aber auch zu lan-ges Sitzen am Computer oder vor dem Fernsehapparat hat oft unmittelbare Folgen im Bereich von Hals, Nacken und Schultern. Es kommt zu mehr oder minder starken schmerzhaften Verspan-nungen. Wenn man nichts dagegen un-ternimmt, können sich diese Verspan-nungen bis in die Mitte der Wirbelsäule fortsetzen. Wie lässt sich diese Schmerz-entwicklung stoppen? Wie kann man die Verspannungen lösen? Sie brauchen dazu meist keine Salbe, keine Massage. Bloß die Kraft Ihres Körpers. Es geht ganz einfach: Sie müssen eine kleine Übung machen. Stellen Sie sich locker, aber aufrecht hin. Und nun heben Sie beide Schultern gleichzeitig, so hoch es geht, eventuell bis in Ohrenhöhe. Da-nach senken Sie beide Schultern – wie-der gleichzeitig – so weit es geht nach unten. Zuerst langsam, dann schneller. Sie müssen das 50- bis 60-mal machen. Dann werden Sie spüren, wie sich die Verspannungen lösen.

Stress wegreiben mit Baldrianöl

Stress kann verschiedene Ursachen ha-ben: Die einen leiden unter dem Druck am Arbeitsplatz, die anderen sind durch extremen Wetterwechsel angespannt, wieder andere haben private Probleme. Die Folge: Erschöpfung, schwache Ner-

161

ven, Schlafprobleme, depressive Verstimmungen. Man sollte solche Belastungen nicht mit Tabletten bekämpfen. Es gibt ein uraltes Klosterrezept, das sich auch heute noch gegen beruflichen und privaten Stress sowie gegen Wetterfühligkeit, Schlafstörungen und schwache Nerven bewährt. Geben Sie ein paar Tropfen Baldrianöl aus der Apotheke auf Ihre Handflächen, machen Sie den Bauch frei und massieren Sie die Haut großflächig rund um den Nabel damit ein. Hier befindet sich nämlich ein Nervenzentrum, das Sonnengeflecht. Machen Sie das einige Zeit jeden Morgen und jeden Abend und Sie werden bald merken, wie Sie nach und nach wieder ruhiger werden und wie angenehm das für Seele und Körper ist.

Stressabbau beseitigt oft viele Beschwerden

Es passiert in unserer hektischen Zeit immer öfter, dass man an einem Tag voll Stress und Ärger Magenschmerzen verspürt. Der erste Gedanke ist dann oft: »Jetzt habe ich so viele Sorgen und so viel Ärger. Und jetzt auch noch Probleme mit dem Magen!« Die Betonung

»Jetzt auch noch das …!« ist völlig fehl am Platz. Die Magenbeschwerden kommen nicht hinzu – Ärzte an der Wiener Universität haben nachgewiesen, dass Magenschmerzen, Übelkeit, Krämpfe und Durchfall sowie hartnäckige Verstopfung oft die Folgen von Stress, Ärger und Kummer sind. Genaue Untersuchungen beim Facharzt ergeben nämlich oft, dass nichts ist. Der Patient ist gesund. In Wahrheit wirkt sich der ganze Stress auf das vegetative Nervensystem aus, das vollkommen aus der Harmonie gebracht wird. Das stört die überaus empfindlichen Nervenbahnen im Magen. Wer also inmitten von Stress Magenbeschwerden bekommt, sollte so schnell wie möglich versuchen, die Stressursachen zu beseitigen. In den meisten Fällen verschwinden dann auch die Magenschmerzen …

Stressausgleich: Freudentränen können das schaffen

Sie haben vermutlich schon selbst beobachtet oder waren selbst betroffen. Haben bei bestimmten Gelegenheiten Tränen gesehen oder selbst geweint. Zum Beispiel während einer Hochzeit

– einem positiven Geschehen –, weint die Hälfte der Gäste. Eine junge Frau ist Mutter geworden, und die Verwandten vergießen Tränen beim Anblick des Babys. Im Fernsehen gibt es in einem Liebesfilm ein Happy End. Viele Zuschauerinnen weinen. Das sind Freudentränen. Normalerweise sind Tränen ein Zeichen von Trauer. Doch es kann auch Glück damit zum Ausdruck gebracht werden. Wie es zu dieser auf den ersten Blick widersprüchlichen Regung kommt, das haben amerikanische Psychologen in einer wissenschaftlichen Umfrage mit 650 Teilnehmern herausgefunden. Die tränenreiche Reaktion auf ein positives Ereignis kann helfen, wieder in eine ausgeglichene Gefühlslage zu kommen. Man kann sich beim Weinen vom emotionalen Ausnahmezustand erholen. Freudentränen gleichen somit unsere Gefühle aus. Und das ist wunderbar für die Seele.

Stressbelastung abbauen durch Gartenarbeit & Co.

Haben Sie viel Stress? Fühlen Sie sich stark unter Druck? So sehr, dass Sie immer wieder von depressiven Stimmungen belastet werden? Dagegen gibt es nach neuesten Studien ein wirksames Rezept: Wühlen Sie mit bloßen Händen in der Erde. Der frische Geruch von Erde – etwa bei der Gartenarbeit –, macht glücklich, baut Stress ab, bekämpft Depressionen. Das haben Mikrobiologen in den USA herausgefunden. Sie haben auch erforscht, warum das so ist. In der Erde befindet sich ein Mikrobakterium mit dem Namen »Mycobacterium vaccae«. Es hilft vor allem bei Stress und bei stressbedingten Depressionen. Man muss dafür nicht stundenlang die Erde umgraben, 30 Minuten täglich genügen. Das Mikrobakterium wird über die Haut und beim Einatmen des Geruchs aufgenommen. Das Geheimnis beim Wühlen in der Erde: Das Mikrobakterium aktiviert im Gehirn jene Neuronen, die für einen erhöhten Serotoninspiegel verantwortlich sind.

Stressbelastung mit Vitamin C und Wasser mindern

Fast jeder hat manchmal Stress, in unterschiedlicher Intensität und ganz unabhängig vom Alter, vom Lebensstil oder der beruflichen Tätigkeit. Und jeder ist unterschiedlich stressanfällig. Tatsache ist, dass wir ihm kaum ausweichen können. Die einzige Möglichkeit, um nicht krank zu werden: Wir müssen und können – das ist eine gute Nachricht –, uns stark machen gegen die Belastungen, die der Stress mit sich bringt.

- Anti-Stress-Maßnahme Nr. 1: Versorgen Sie sich zweimal täglich mit Vitamin C durch den Verzehr von Zitrusfrüchten, Kiwis, Sauerkraut, Paprika oder Sanddornsaft. Wer 15 Minuten permanent Stress und Ärger hat, verbraucht in dieser Zeit 300 bis 320 Milligramm Vitamin C. Das muss schnell nachgeliefert werden.

- Anti-Stress-Maßnahme Nr. 2: Trinken Sie ein Glas Wasser. Bei Stress verlieren Sie viel Flüssigkeit über Schweiß und Harn. Die Folge: Das Blut wird dick, fließt langsam durch die Adern und liefert nicht genug Nährstoffe ans Gehirn. Man kommt mit dem Stress nicht zurecht. Wer aber in Stresssituationen Wasser trinkt, hält das Blut flüssig und sorgt dafür, dass genügend Vitalstoffe ins Gehirn kommen. Man bleibt stressfest.

- Anti-Stress-Maßnahme Nr. 3: Lassen Sie zwei bis drei Minuten warmes Wasser über die Handgelenke laufen.

Stresshormone durch Sport schnell abbauen

In unserer hektischen Zeit machen uns extreme Belastungen, negative Ereignisse, Ärger und Ängste immer wieder schwer zu schaffen. Die Seele und die Nerven sind angespannt. In dieser Situation werden die Stresshormone Adrenalin, Noradrenalin und Cortisol ausgeschüttet. Sie sind das Rüstzeug aus alter Zeit, die uns Kraft geben für Angriff oder Flucht.

Da wir heutzutage normalerweise weder angreifen noch fliehen müssen, können wir uns körperlich nicht abreagieren und werden durch das Überangebot von Stresshormonen gesundheitlich wirklich schwer belastet. Daher sollten wir bei Stress als Ersatz für Flucht oder Angriff Freizeitsport treiben, welcher Art auch immer. Schwingen Sie sich aufs Rad und treten Sie in die Pedale, gehen Sie einfach flott oder machen Sie Kniebeugen. Auch Laufen hilft. Mit diesen Bewegungsformen bauen Sie Ihre Stresshormone zügig ab und sorgen wieder für ein hormonelles Gleichgewicht. Der Kopf wird frei für positives Denken. Und insgesamt werden Sie sich viel besser und frischer fühlen.

Weniger Stress mit dem Hund im Büro

Können Sie sich das vorstellen? Sie haben einen wohlerzogenen Hund, den Sie über alles lieben. Wenn Sie morgens zur Arbeit ins Büro fahren, muss er nicht traurig zurückbleiben. Er kommt einfach jeden Tag mit, hat sein Körbchen, den Napf mit Wasser und Futter neben Ihrem Schreibtisch. Und alle Kollegen wollen mit ihm kurz eine Runde ums Haus drehen. Das ist eine wunderbare Traumvision für jeden Hundebesitzer. In den USA ist das in vielen Firmen längst Alltag. Eine amerikanische Studie hat erst kürzlich nachgewiesen: Wer seinen Vierbeiner am Arbeitsplatz dabeihat, ist nicht so stressanfällig, arbeitet rascher, konzentrierter und produktiver. Die Anwesenheit eines Hundes schützt vor Streitigkeiten und Mobbing im Büro. Die Stimmung unter den Kollegen ist besser, weil sich jeder über die Anwesenheit des Tieres freut. Alle sind besser gelaunt. Die Anwesenheit eines Hundes verbessert entscheidend das Arbeitsklima.

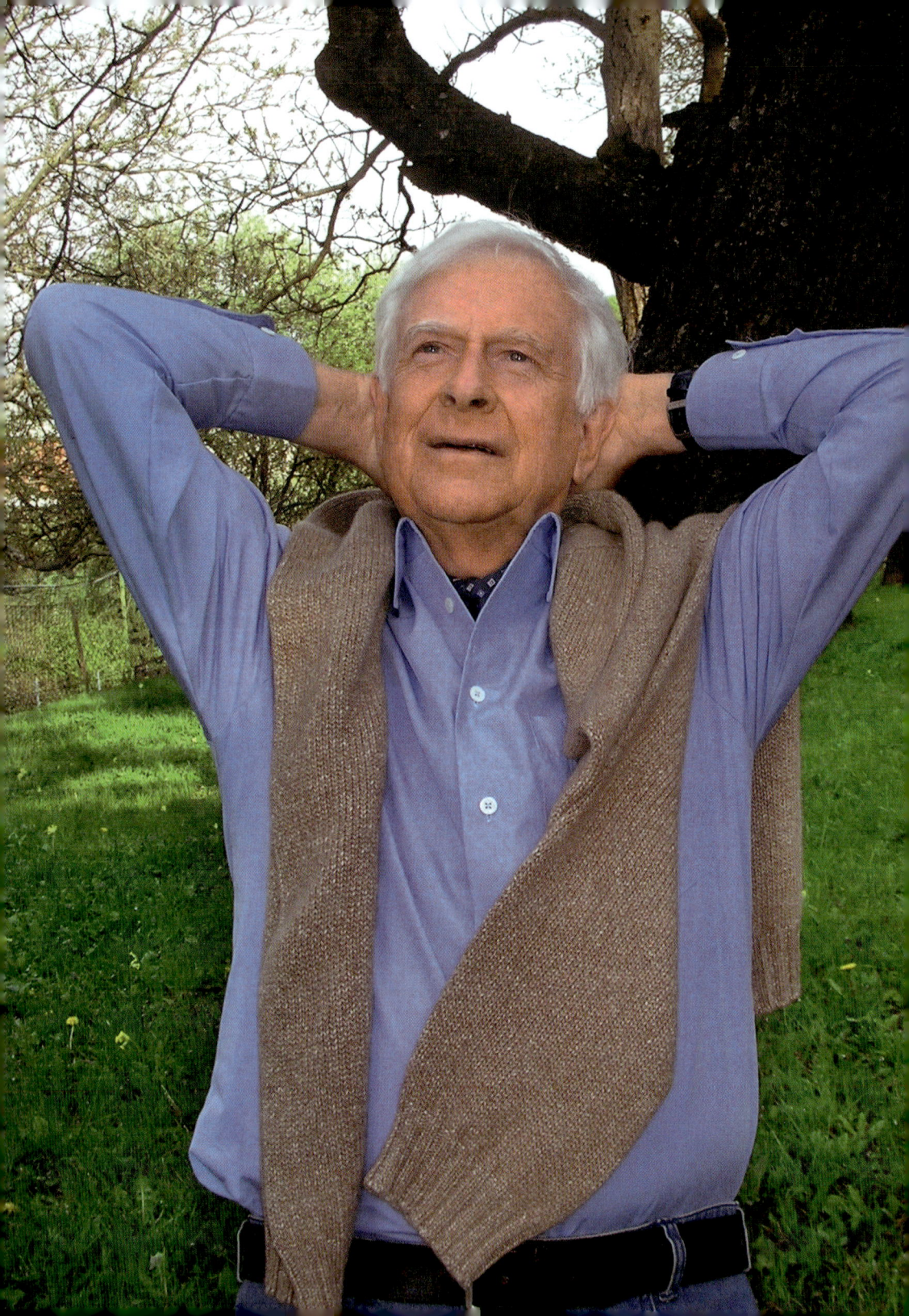

Wohlfühlrezepte von Tränen bis Zungenmuskel

Vermutlich hat noch niemand daran gedacht, dass Gähnen oder Tränen nicht nur lästig, sondern geradezu hilfreich sein können. Die nachstehenden Hinweise erklären, warum das so ist. Und weshalb Oliven- oder Mandelöl der Haut guttut, Vanille die gute Laune fördert, Sonnenlicht so wichtig ist und Yoga die Selbstheilungskräfte fördert.

Tränen können vor Infekten schützen.

Gehören Sie zu den Menschen, die nah am Wasser gebaut haben? Das heißt, dass Sie bei jeder Gelegenheit in Tränen ausbrechen, egal, ob Sie eine rührende Filmszene im Fernsehen erleben, ob Sie enorm gelobt werden, ob Ihnen etwas Anrührendes begegnet oder ob es um eine bewegende Rede bei einem Fest geht. Sie können sich glücklich schätzen, wenn das der Fall ist. Freuen Sie sich über jede Träne, die Sie weinen. Speziell im Winter, wenn die Gefahr für eine Augenentzündung sehr groß ist.

Die Tränenflüssigkeit versorgt die Hornhaut der Augen nämlich mit Sauerstoff und schützt die Augen vor eindringenden krank machenden Bakterien und Viren. Man weiß nämlich inzwischen, dass Erkältungsviren sehr oft über die trockenen Augen in den Körper gelangen. Tränen sind somit sehr viel mehr als ein Zeichen großer Gefühle, egal, ob Trauer oder Freude. Sie stärken die Sehkraft und schützen die Augen vor Infektionen. Weinen ist hilfreich. Selbst wenn die Tränen beim Zwiebelschneiden fließen …

Eine Traubenkur liefert Energie und hält jung.

Wenn die reifen, süßen Trauben angeboten werden, wollen viele diese Zeit für eine Traubenkur nutzen, wollen damit abnehmen und entschlacken. Doch so eine Traubenkur hat noch einen ganz anderen Vorteil: Sie versorgt uns mit Spitzenenergie und hilft uns beim Jungbleiben. Das trifft vor allem auf die dunklen Trauben zu. Sie sind reich an dem Bioaktivstoff Resveratrol, der Herz und Kreislauf stärkt und einer frühzeitigen Arteriosklerose vorbeugt. Prof. Dr. David Sinclair von der Medical School der Harvard-Universität in Boston, USA, einer der Forscher, die das Resveratrol entdeckt haben, betont: »Der Bioaktivstoff aktiviert das Enzym STR 2. Dieses Enzym schützt das Erbgut der Zellen wie ein Schutzschild. Das Resveratrol kann das Gen für ein langes Leben im Menschen aktivieren.«

Das hat auch Prof. Dr. Mitchell von der US Life Extension Foundation bestätigt: »Resveratrol ist bisher die einzige Substanz, die das kann.« Damit sind dunkle Trauben ein Jungbrunnen. Und sie machen vital. Man kann das selbst testen, wenn man morgens zum Frühstück

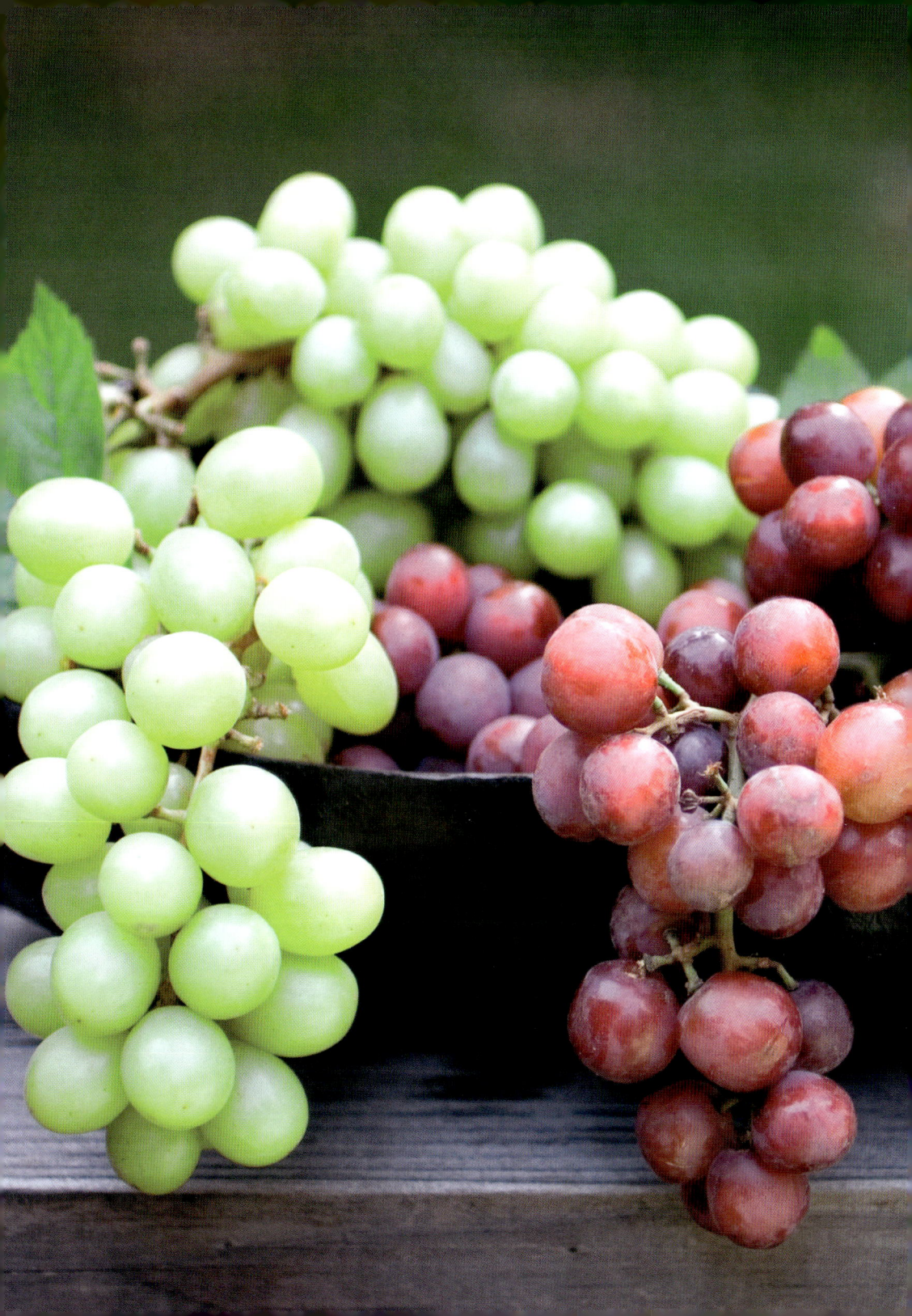

Trauben genießt, damit wird spürbar Energie getankt. Man kann die Trauben pur essen, aber auch in den Joghurt oder ins Müsli mischen. Und wenn die Traubenzeit vorbei ist, dann finden wir diese Eigenschaften auch im roten Traubensaft, in Rosinen und Sultaninen. Bei einer Traubenkur genießt man sieben Tage lang morgens und am späten Nachmittag anstelle einer Mahlzeit je 500 bis 750 Gramm Trauben. Mittags: Salat mit Fisch oder Geflügel. Trinken Sie tagsüber 50 zu 50 mit Wasser verdünnten dunklen Traubensaft.

Träume, schlechte oder gute, entstehen durch schlechte oder gute Luft.

Vielleicht ist Ihnen auch schon passiert, dass Sie abends zu Bett gehen, recht und schlecht einschlafen und am nächsten Morgen wie gerädert erwachen. Beim Frühstück fällt Ihnen ein, dass Sie in der Nacht einen bösen und belastenden Traum hatten, der Ihnen den ganzen Tag nicht aus dem Sinn geht. Sie suchen die psychologische Ursache für diesen bösen Traum, vermuten Ärger und Ängste am Arbeitsplatz, eine Enttäuschung oder eine Kränkung. Doch die Erklärung ist weitaus banaler, als Sie denken. Sie haben nachts in einem Raum mit schlechter Luft gelegen. Es wurde wissenschaftlich nachgewiesen, dass es einen klaren Zusammenhang zwischen schlechter Raumluft und schlechten Träumen gibt. Wer also im Schlaf von wunderschönen und positiven Träumen begleitet werden möchte, muss eine wesentliche Maßnahme beachten: Lüften Sie das Schlafzimmer gründlich, bevor Sie zu Bett gehen.

Übelkeit durch frische Zitronen vertreiben

Wer plötzlich von Übelkeit befallen wird, spürt den Würgereiz und hat im Magen ein flaues Gefühl. Das ist unangenehm, auch wenn die Ursachen meist harmlos sind. Dahinter können Nervosität und Aufregung stecken, aber auch eine Magenverstimmung, Migräne oder eine Schwangerschaft. Es können aber auch bestimmte Medikamente Übelkeit verursachen oder spezielle Nahrungsmittel. Ausgelöst wird die Übelkeit im Hirnstamm, wo sich auch das Brechzentrum befindet, das wieder in ständiger

Verbindung mit dem Kleinhirn und dem Magen-Darm-Trakt steht. Da es sich bei einer Übelkeit um ein derart komplexes Geschehen handelt, könnte man annehmen, dass es auch überaus kompliziert ist, sie wieder loszuwerden. Doch genau das Gegenteil ist der Fall. Sie brauchen bloß eine Bio-Zitrone. Schneiden Sie davon eine dickere Scheibe ab, riechen Sie daran und lutschen Sie sie aus.

Übergewicht kann auf Dauer durch hastiges Essen entstehen.

Es gibt Menschen, die benehmen sich beim Essen, als wären sie auf der Flucht. Sie kauen nicht genussvoll. Sie schlingen jeden Bissen hastig runter. Erstens nimmt es dem Essen Genuss und Ruhe. Und zweitens macht es dick. Wer sein Essen ständig hinunterschlingt, schafft damit die beste Basis für Übergewicht. Eigentlich ist es ganz logisch: Beim Essen tritt das Gefühl der Sättigung über verschiedene Signale aus Magen und Gehirn nach 15 bis 20 Minuten ein. Wer in dieser Zeit die Mahlzeit langsam genießt, isst deutlich weniger als jemand, der das Essen hinunterwürgt. Wer bedächtig isst, wird kaum jemals zu viele

Kalorien zu sich nehmen. Durch hastiges Essen kann auch zu viel Luft in den Bauch gelangen. Sie wird durch Aufstoßen und Rülpsen wieder abgegeben. In jedem Fall erhöht die Kombination von Schlingen und großen Portionen die Wahrscheinlichkeit für Übergewicht um das Dreifache. Daher: Nehmen Sie sich Zeit fürs Essen.

Unpässlichkeit schnell meistern

Man sitzt mit Freunden beisammen, unterhält sich gut. Und plötzlich fühlt man sich nicht wohl. Wichtig ist, dass man sofort etwas gegen diese Unpässlichkeit unternimmt. Dafür gibt es ein paar einfache Tricks: Stehen Sie auf und gehen Sie ein paar Schritte hin und her. Das tut dem Rücken und dem Kreislauf gut. Oder gehen Sie zum Fenster, öffnen Sie es und machen Sie 15 tiefe Atemzüge. Sie spüren sofort, dass Sie sich besser fühlen. Eine andere Möglichkeit: Trinken Sie ein Glas Wasser, langsam und in kleinen Schlucken. Es sollte kühl, aber nicht zu kalt sein. Ihre trockenen Mundschleimhäute werden sich darüber freuen. Und schon fühlen Sie sich wieder wohl. Eine schnelle Hilfe kann Körperkontakt bringen. Wenn in der Runde ein vertrauter Mensch sitzt, den Sie sehr mögen, dann umarmen Sie ihn, drücken ihn an sich. Dabei produziert das Gehirn Wohlfühlbotenstoffe wie Dopamin und Oxytocin. Binnen weniger Minuten tritt Besserung ein.

Urlaub daheim: So wird er erholsam.

Um den Rest des Sommerurlaubs auszukosten, muss man nicht mit dem Auto oder dem Flieger in die Ferne reisen, sondern kann die freie Zeit auch zu Hause wunderbar genießen. Man muss sich allerdings von Alltagssituationen trennen. Seien Sie unerreichbar. Schalten Sie das Handy aus. Schlafen Sie, so lange Sie wollen. Kaufen Sie für den Garten eine Hängematte oder einen bequemen Liegestuhl, damit Sie darin oder darauf träumen oder entspannt wieder einmal ein Buch lesen können. Wenn die Temperaturen klettern, dann stellen Sie eine Dusche auf, aber auch ein Gartenschlauch kann für Abkühlung sorgen. Schaffen Sie Romantik im Kleinformat. Bleiben Sie bis Mitternacht auf, wenn es das Wetter erlaubt, um unter freiem Himmel Gespräche zu genießen. Laden Sie Gäste zu einer Grillparty ein und schaffen Sie Platz für erfrischende Getränke für alle. Wenn Sie etwas für Ihre Fitness tun wollen, dann schaffen Sie sich ein Trampolin an und stellen Sie es im Garten oder auf der Terrasse auf. Das Rumhüpfen und Springen darauf macht nicht nur Kindern Spaß.

Vanille und Vanilleprodukte tun einfach gut.

Schauen Sie sich doch bitte einmal im Lebensmittelhandel um und lesen Sie die Packungsaufschriften. Sie werden staunen, worin sich überall Vanille befindet. Vanille ist weltweit das am meisten verwendete Naturaroma. Und wissen Sie, warum so viele Menschen von Vanille begeistert sind? Nicht allein, weil es die gute Laune fördert und die Glückshormonproduktion aktiviert. Der Berliner Wissenschaftler und Phytoforscher Dr. Jörg Grünwald hat herausgefunden: In der Muttermilch sind vanilleähnliche Aromastoffe enthalten, die von Wissenschaftlern als »Vanillenoten« bezeichnet werden. Wenn eine Frau ihr Baby etwa ein halbes Jahr oder länger stillt, ist Vanille für das Baby ein prägendes Geschmackserlebnis. Sobald das Kind später mit dem natürlichen Vanillegeschmack in der Nahrung konfrontiert wird, hat es ein Aha-Erlebnis und ist dann meist ein Leben lang von dem guten Vanillegeschmack begeistert.

Die Verdauung kann durch kalorienarme Produkte, Gewürze und Obst gefördert werden. Probieren Sie es doch einfach aus.

Vitalstoffbombe Pilze

Pilze erfreuen sich großer Beliebtheit, sie haben viele gesundheitsfördernde Eigenschaften. Sie liefern wenig Kalorien, bestehen zu 90 Prozent aus Wasser und die restlichen zehn Prozent zu zwei Dritteln aus Eiweiß. Sie stecken aber auch noch voller Mineralien wie Zink, Selen, Kalium und Eisen. Wer einen erhöhten oder zu hohen Blutdruck hat, darf Pilze essen, da sie kaum Salz enthalten. Sie sind reich an Ballaststoffen und halten die Verdauung in Schwung. Damit die Nährstoffe aus Pilzen optimal vom Darm aufgenommen werden, muss man sie bei der Zubereitung dünn schneiden, gut kauen und, je nach Sorte, gut garen. Pilze enthalten wenig Purin und bilden wenig Harnsäure. Daher sind sie für Gicht- und Rheumapatienten sehr gut verträglich.

Kümmel regt die Verdauung an

Viele wissen das: Wenn sie bestimmte Speisen essen, wenn sie sehr süße Getränke konsumieren oder sehr fett essen, leiden sie an Völlegefühl, Blähungen und Bauchhochstand. Mitunter kann man dagegen ankämpfen, wenn man gewisse Speisen meidet, was aber nicht immer möglich ist. Man kann jedoch vorbeugend bei bereits bestehenden Verdauungsproblemen dieser Art mit einem einfachen Naturrezept erfolgreich eingreifen. Kauen Sie einfach drei bis vier Kümmelkörner hintereinander. Sie werden an dem Tag keine Blähungen bekommen oder bestehende Blähungen schnell im Griff haben. Wenn Sie es nicht schaffen, ein paar Kümmelkörner zu kauen, bestreichen Sie eine Scheibe Vollkornbrot mit Butter und streuen drei bis vier ganze oder gemahlene Kümmelkörner darauf. Langsam essen, gut kauen.

Verdauungsprobleme: Orangenschalen essen

Wer unter Verdauungsproblemen leidet, klagt meist über Verstopfung. Bevor man zu einem Medikament greift, sollte man ein einfaches, aber sehr wirksames Hausrezept, ausprobieren, das fast niemand kennt.

Kaufen Sie unbehandelte Bio-Orangen. Essen Sie die Früchte mit Genuss, heben Sie aber die Schalen auf. Diese schieben Sie dann – in kleine Stücke geschnitten –, auf einem Backblech in den Backofen und trocknen sie dort bei geringer Hitze. Es gibt nun zwei Möglichkeiten, diese getrockneten Orangenschalen gegen Verstopfung einzusetzen. Entweder geben Sie von den klein geschnittenen Schalen einen gehäuften Esslöffel in eine Tasse, übergießen sie mit einem Viertelliter kochendem Wasser, lassen das Ganze acht bis zehn Minuten ziehen und seihen es durch. Trinken Sie den Tee nach Möglichkeit lauwarm. Oder Sie mischen die Orangenschalen in ein Apfelkompott, das dadurch auch noch viel besser schmeckt, und Sie haben vermutlich keine Probleme mehr. Ein Versuch lohnt sich.

Verstopfung: Kamille kann helfen

In alten Klosterrezepten findet man den Hinweis, dass man Kamillentee immer schon gegen das Volksleiden Verstopfung eingesetzt hat. Das hat der österreichische Kräuterpfarrer Benedikt herausgefunden. In der Bevölkerung ist diese Tatsache nicht bekannt. Und so wird das Hausmittel Kamille gegen Verstopfung zubereitet: Zwei gehäufte Teelöffel getrocknete Kamillenblüten mit einem Viertelliter kochendem Wasser übergießen, zehn Minuten zugedeckt ziehen lassen. Durchseihen. In den lauwarmen Tee einen Teelöffel Wiesenblütenhonig und einen Teelöffel Leinsamenöl rühren. Drei Tassen Tee im Laufe des Tages langsam in kleinen Schlucken trinken. Die Wirkung tritt meist nach zwei bis drei Tagen ein.

Verdorbener Magen? Ein Salbeiblatt kauen

Durch noch nicht richtig reifes oder auch überreifes Obst, durch nicht mehr ganz frische Lebensmittel kann man sich leicht den Magen verderben. Aber auch Hitze oder extreme Temperaturwechsel können die Verdauung erheblich stören. Keine Frage: Magenprobleme gehören in die Hand des Arztes. Wenn es sich aber eben nur um einen verdorbenen Magen mit leichten Anzeichen von Übelkeit und Unpässlichkeit handelt, bewährt sich ein erprobtes, einfaches Hausmittel. Nehmen Sie ein frisches Salbeiblatt, waschen Sie es gut und kauen Sie es intensiv. Danach spucken Sie den Rest aus. Die Bitterstoffe, ätherischen Öle und Phenolsäuren im Salbeiblatt schaffen rasch wieder Ordnung in Magen und Darm, weil sie den Magensäften neue Kraft geben und gegen schädliche Bakterien vorgehen. Für den Fall der Fälle sollte jeder wissen: Ein Salbeiblatt hat eine wohltuende Wirkung.

Verliebtsein fördert ein starkes Immunsystem.

Vielleicht gehören Sie auch zu jenen mit der festen Meinung: So richtig verliebt ist man doch nur in jungen Jahren. Später wird eine sich neu anbahnende Partnerschaft auf Vernunft, Vertrauen und Freundschaft gebaut! Dazu kann man nur sagen, dass sich auch reifere Menschen so richtig ineinander verlieben können und sollten. Für ein Kribbeln im Bauch ist es nie zu spät. Amerikanische Forscher haben nämlich herausgefunden, dass Verliebtsein wie eine Naturarznei wirkt. Wer unsterblich verliebt ist, der bekommt in kürzester Zeit ein starkes Immunsystem und bleibt zum Beispiel eher von Erkältungen verschont. Und im Zuge der Liebesgefühle werden außerdem Herz und Kreislauf ganz gewaltig gestärkt. Die Forscher betonen, dass sogar nach einem Herzinfarkt Verliebtsein bei der Genesung hilft. Kosten Sie also in jedem Alter Liebesgefühle richtig aus.

Vitalität und Aussehen verbessern durch Spinat

Wenn Sie demnächst vor einem Teller mit köstlichem Blattspinat sitzen, sollten Sie sich bewusst werden, was für ein Tausendsassa dieses Gemüse ist. Spinat liefert das Spurenelement Eisen für Vitalität. Zwar nicht so viel wie früher irrtümlicherweise gedacht, aber doch interessante Mengen. Spinat schützt mit seinen Carotinoiden die Augen vor der Makuladegeneration, einer Krankheit, die fast zur Erblindung führen kann.

Um dafür das Risiko zu senken, sollte man zweimal pro Woche Spinat in den Speiseplan einbauen. Doch kann Spinat auch der Schönheit dienen, brüchige, matte Fingernägel werden durch Spinat wieder kräftig und glänzend. Und ganz wichtig für viele Menschen im vorgerückten Alter: Spinat hat einen aktivierenden Einfluss auf die Haarwurzeln. Mit regelmäßigen Spinatmahlzeiten kann man sich vor Haarausfall schützen.

Vitamin D mithilfe der Sonne produzieren

Unter den vielen Vitaminen, die wir für unsere Gesundheit benötigen, ist das Vitamin D ein ganz besonderes. Im Gegensatz zu den anderen Vitaminen kann der menschliche Körper dieses Vitamin selbst produzieren, und zwar durch Sonneneinstrahlung. Daher beginnt in der schönen Jahreszeit mit hoffentlich viel Sonnenschein die wichtigste Zeit für die Vitamin-D-Produktion. Und da nach Aussagen von Wissenschaftlern über 60 Prozent der Bevölkerung unzureichend mit Vitamin D versorgt sind, muss jeder wissen, wie er dagegen ankämpfen kann. Es geht ganz einfach, wenn Sie je-

den Tag etwa 20 Minuten Gesicht, Arme und Beine der Sonne aussetzen. Das Gesicht allein genügt nicht. Wer sich auf diese Weise mit Vitamin D versorgt, senkt das Risiko für viele chronische Krankheiten, für Infektionsanfälligkeit, Diabetes, Bluthochdruck und Osteoporose. Eine optimale Vitamin-D-Produktion stärkt die Immunkraft, fördert eine gute seelische Stimmung und aktiviert die Calciumaufnahme in die Knochen.

Vorbeugen beim Radfahren dank richtiger Ausstattung

Radfahren macht im Sommer besonderen Spaß. Und es ist auch der Gesundheit sehr förderlich. Es schützt vor Diabetes, kann zu hohen Blutdruck senken und hilft, Stress abzubauen. Allerdings: Mitunter leiden Gesäß und Rücken bei diesem Freizeitsport. Das muss nicht sein, wenn der Fahrradsattel individuell angepasst wird. Beim Kauf sollte Folgendes geklärt werden: Sitzt die oder der Betreffende vorgebeugt oder aufrecht? Stehen die Sitzknochen weit auseinander oder eng zusammen? Bei der Wahl des Sattels ist auch wichtig, ob er für einen Mann oder für eine Frau ist. Ein moderner, guter Sattel muss auch die richtige Breite haben. Und er sollte bei der Frau den Druck auf das Steißbein vermindern und beim Mann den Dammbereich und die Prostata entlasten. Solche Sitze sind heute im Radsportfachhandel bereits Selbstverständlichkeit. Man sollte sich deshalb ausführlich beraten lassen, denn nur mit der richtigen Ausstattung hat das Radfahren Vorteile. Ohne Kreuz- und Poschmerzen.

Wadenkrämpfe: schnelle, kleine Tricks, die helfen

Egal, ob tagsüber oder nachts, so ein Wadenkrampf kann die Hölle sein. Er ist plötzlich da und schmerzt. Versuchen Sie, mit schnellen, kleinen Tricks den Krampf rasch zu lösen. Als Erstes sollten Sie die Erste-Hilfe-Massage nutzen: Setzen Sie sich aufrecht hin, strecken Sie beide Beine vor sich aus, greifen Sie nach dem Fuß, in dem der Krampf entstanden ist, fassen Sie mit der rechten Hand nach den Zehen und ziehen Sie diese kräftig in Richtung Oberkörper. Zählen Sie dabei bis 20. Danach stehen Sie auf, treten mit dem Fuß fest gegen den Boden und laufen dann barfuß um-

her. Damit werden die Muskelfasern der Wade entkrampft. Danach legen Sie die befallene Wade auf eine Wärmflasche, in die Sie warmes – bitte nicht heißes – Wasser gefüllt haben. Dann trinken Sie langsam in kleinen Schlucken ein Glas Wasser und atmen durch.

Walnüsse, erntefrisch, sorgen im Sommer für ein starkes Herz.

An heißen Sommertagen sind Herz und Kreislauf oft sehr belastet, und es ist sinnvoll, es zu kräftigen. Dazu gibt es eine wissenschaftliche Studie, die an der angesehenen Harvard-Universität in Boston, USA, durchgeführt wurde. Das Ergebnis: Wer viele Jahre lang fünfmal pro Woche fünf Walnüsse isst, kann damit das Risiko für einen Herzinfarkt um bis zu 52 Prozent senken. Es müssen allerdings möglichst frische Walnüsse sein. Wo nimmt man die mitten im Sommer her? Die meisten Nusskerne sind jetzt trocken und alt. Sie stammen ja aus dem Herbst des vergangenen Jahres. Aber das ist kein Problem, Sie müssen die Nüsse einfach »neu beleben«. Waschen Sie 25 Walnüsse, die genau für eine Woche reichen, legen Sie diese über

Nacht in eine Schale mit Milch. Sie werden staunen, wie erntefrisch die Nüsse am nächsten Morgen schmecken. Durch die »Wiederbelebung« bereiten sie sich auf einen Keimprozess vor und verstärken ihre Wirkstoffe.

Wandern: Jeder Schritt wirkt wie eine Naturarznei.

Wer gerne wandert, findet im Spätsommer ideale Bedingungen. Es ist lange hell, und die Temperaturen im Wald und auf den Bergen sind angenehm. Wandern macht Spaß, vor allem dann, wenn man mit Freunden unterwegs ist. Eine Wanderung kann aber auch wahre Wunder vollbringen, denn es wirkt wie eine Naturarznei: Wer regelmäßig mehrere Stunden zu Fuß unterwegs ist, stärkt das Immunsystem. Die Atemwege sowie Herz und Kreislauf freuen sich über die Zufuhr von Sauerstoff. Wandern stärkt die gesamte Muskulatur und alle Gelenke des Körpers, gibt aber auch gleichzeitig den Venen neue Kraft. Der Stoffwechsel kommt so richtig in Schwung, was auch die Fettverbrennung fördert. Wandern wirkt sich auf den gesamten Organismus äußerst

positiv aus. Bei jedem Schritt werden im Gehirn Glückshormone produziert. Das ist der beste Schutz gegen depressive Stimmungen und schlechter Laune. Wandern wirkt Wunder.

Wanderschuhe niemals ohne Socken tragen

Gehören Sie zu den Wanderfans, die grundsätzlich keine Socken oder Strümpfe in den Schuhen tragen? Das »Barfußlaufen« in Wanderschuhen ist für die Füße gar nicht gut. Es kommt zur Bildung von Hautblasen durch Druck an ungewohnter Stelle. Dabei löst sich die oberste Hautschicht von der Unterhaut. Dazwischen bildet sich ein Hohlraum, der sich mit Flüssigkeit aus den darunterliegenden Blutgefäßen füllt. Es kann sich entweder nun die oberste, sehr dünne Schicht lösen und schnell platzende Blasen bilden oder auch die gesamte Oberhaut. Wenn die Blase nicht stört, sollte man sie in Ruhe lassen, denn sie bildet sich meist innerhalb weniger Tage zurück. Wenn sie unversehens platzt oder sich sehr viel Flüssigkeit darin angesammelt hat, sofort zum Arzt, damit kein Schmutz eindringen und Probleme machen kann. Die beste Vorbeugung gegen Blasen an den Füßen: Socken und bequeme Schuhe.

Wasser, das Lebenselixier, schmackhafter machen

Wasser ist unser Lebenselixier, wir brauchen es für unser Gehirn, für unser Blut, für eine gesunde Verdauung, für die Haut. Unser Körper besteht zu 70 Prozent aus Wasser, das Gehirn sogar bis zu 90 Prozent. Wenn wir zu wenig Wasser getrunken haben, fühlen wir uns oft müde und erschöpft. Wir brauchen Wasser nach dem Sport, morgens nach dem Aufwachen, gegen ein Leistungstief am Nachmittag und bei Stress. Mehrmals am Tag ein Glas Wasser trinken – das ist eine wichtige Maßnahme für die Gesundheit. Viele sagen: »Wasser trinken ist langweilig. Wasser schmeckt nach nichts.« Das kann man mit kleinen Tricks ändern. Legen Sie in einen Glaskrug mit Wasser für zwei Stunden einen kleinen Zweig Zitronenmelisse, Pfefferminze oder ein paar Gurkenscheiben. Auch ein paar Tropfen Zitronen- oder Limettensaft im Wasser verleihen diesem ebenfalls einen ausgesprochen angenehmen Geschmack.

Wechseljahrebeschwerden: Abnehmen hilft.

Die ärztliche Statistik verrät uns: Etwa ein Drittel aller Frauen hat gar keine Wechseljahreprobleme. Ein weiteres Drittel klagt nur hin und wieder über leichte Beschwerden. Der Rest leidet häufig und recht massiv unter der Hormonumstellung. Die häufigsten unangenehmen Begleiterscheinungen sind den meisten Frauen bekannt: Schweißausbrüche in der Nacht und Hitzewallungen am Tag. Diese Hitzebelastungen können bis zu fünf Jahre oder viel länger dauern.

Es gibt dagegen allerdings auch wieder eine sehr wirkungsvolle und banale Naturarznei: Abnehmen. Eine Studie der Universität Kalifornien, USA, hat ergeben, dass übergewichtige Frauen häufiger und intensiver unter den quälenden Beschwerden der Wechseljahre leiden. Dieselbe Studie hat aber auch ergeben: Wenn die betroffenen Frauen ein paar Kilo abnehmen, dann treten die Hitzewallungen viel seltener auf. Man muss somit nicht gleich Hormone nehmen. Mitunter hilft schon eine Gewichtsreduktion.

Der Weihnachtsbaum als kleine Klimaanlage

Können Sie sich Weihnachten ohne Weihnachtsbaum vorstellen? Fast in jeder Familie ist eine geschmückte Tanne oder Fichte der Mittelpunkt des Festes. Sie sollten sich aber bewusst sein, dass der Weihnachtsbaum mehr ist als ein Symbol für den Heiligen Abend, das die Seele erfreut. Der Baum hat auch eine praktische Bedeutung für die Gesundheit. Er ist nämlich so etwas wie eine Klimaanlage für die Feiertage. Auch wenn die Tanne oder Fichte schon Wochen vorher im Wald gefällt wurde und viele Tage bis zum Verkauf vergehen, so erfüllen die Nadeln noch gut 14 Tage lang in der Wohnung ihre Aufgabe: Sie wandeln – wie im Wald –, schlechte Luft, also Kohlendioxid, in Sauerstoff um. Das ist Balsam für die Atemwege, schafft Wohlbehagen. Außerdem haben die ätherischen Öle der Nadeln noch weitere positive Eigenschaften: Der angenehme Geruch hilft, Stress abzubauen, und fördert den Schlaf. Viele fühlen sich während der Festtage besonders wohl und wissen nicht, dass sie das dem Weihnachtsbaum verdanken.

Weißdorn: ein Elixier für das gesunde Herz

Früher haben alte Leute mit schwachem Herzen Weißdorntee getrunken. Ein gesunder Mensch wäre nicht auf die Idee gekommen, Weißdorntee zu konsumieren. Das hat sich geändert. Wir leben heute in einer Zeit, in der bereits viele junge Leute beruflich großem Druck ausgesetzt sind, und darunter leiden Nerven, Herz und Kreislauf. Daher raten viele Ärzte, die sich mit Naturarzneien befassen, dass auch gesunde Menschen etwas tun, damit ihr Herz gestärkt wird und Stresssituationen besser überstehen kann. Weißdorn kann diesbezüglich hervorragende Arbeit leisten.

So wird der Tee zubereitet: Zwei Teelöffel getrocknetes Weißdornkraut aus der Apotheke mit einem Viertelliter kochendem Wasser übergießen, zehn Minuten zugedeckt ziehen lassen, durchseihen. Zwei Teelöffel frisch gepresster Zitronensaft und ein Teelöffel Honig verstärken die Wirkung des Weißdorns. Er wird lauwarm getrunken. Herz und Kreislauf freuen sich über drei Tassen am Tag. Eine Kur sollte drei Wochen dauern.

Dem Wetterblues mit einem Gewürztee begegnen

Wenn wieder einmal besonders unwirtliches Winterwetter herrscht und unsere Stimmung einen absoluten Nullpunkt erreicht hat, sollten wir gegen den Wetterblues ankämpfen. Es gibt ganz einfache Möglichkeiten. Sie können die triste Stimmung wegtrinken. Dabei helfen Kräutertees aus Melisseblättern, aus Lavendel- oder Hopfenblüten. Mit etwas Honig gesüßt wird er langsam, in kleinen Schlucken, getrunken.

Besonders gut tut folgender Gewürztee: Mischen Sie zu gleichen Teilen Anis, Kümmel und Fenchel. Einen gehäuften Teelöffel davon mit einem Viertelliter kochendem Wasser übergießen und zehn Minuten ziehen lassen. Durchseihen und lauwarm, mit Honig gesüßt, trinken. Sie können aber auch fröhlich Machendes essen. Genießen Sie jeden Tag vormittags und nachmittags eine Banane. Sie liefert die Hormone Serotonin und Norepinephrin. Beide aktivieren unsere körpereigenen Hormone und helfen auf diese Weise wunderbar gegen die Schlechtwetterstimmung.

Der Winter tut uns gut.

Können Sie den Winter nicht leiden? Das sollten Sie ändern und sich lieber auf diese Jahreszeit freuen. Denken Sie nicht immer nur an Kälte, Glatteis, Gänsehaut, ungeheizte Räume und grippale Infekte. Der Winter hat so viel Positives: die schöne, weiße Winterlandschaft, vergnügliche Stunden auf dem Eislaufplatz oder auf der Rodelwiese. Denken Sie an das genussvolle Teetrinken in einem kuscheligen, warmen Zimmer. Oder an den Aufenthalt in einer Sauna oder Infrarotkabine. Dann ist da die herrlich verrückte Zeit der Fastnacht. Lebensmittel verderben nicht so schnell. Allergiker können richtig durchatmen, denn es gibt überhaupt keine Pollen.

Der Winter hilft uns beim Schlankwerden oder Schlankbleiben. Wer an einem kalten Tag zwei Stunden wandert, verbrennt – je nach Körpergröße und Gewicht – 300 bis 600 Kalorien. Das heißt: Nach so einer Wanderung können Sie mit gutem Gewissen ein Stück Torte genießen, aber bitte doch vorsichtshalber ohne Sahne.

Den Wohnungsputz mit Musik beschleunigen

Mit diesem Beitrag möchte ich Ihnen beweisen, dass Radiohören eine großartige Hilfe im Alltag sein kann. Es kann ganz hervorragend beim Wohnungsputz unterstützen. Vielleicht würde es ohne Radio bei manchen Leuten zu Hause gar nicht so sauber sein. Es gibt eine wissenschaftliche Studie aus England, die besagt, dass es viel mehr Spaß macht, die vielen notwendigen Arbeiten daheim zu verrichten, wenn man dazu flotte Musik hört. Es geht einem viel besser von der Hand, die Wohnung sauber zu machen, wenn man dabei zu Musik singen und tanzen kann. Man hat beim Wohnungsputz mit Musik, die man mag, viel mehr Ausdauer. Das lässt sich genau messen: Bei flotter Musikuntermalung kann man die Leistung bei der Hausarbeit um bis zu 15 Prozent erhöhen. Das heißt: Man ist mit dem Saubermachen schneller fertig, kommt besser voran. Und man hat dabei obendrein gute Laune. Deshalb sollten Sie beim Staubsaugen, Kehren, Wischen und Bügeln Musik hören.

Yoga aktiviert auch die Selbstheilungskräfte.

Unser Körper verfügt über Selbstheilungskräfte, die ermöglichen, dass Krankheiten wie durch ein Wunder besiegt werden. Und diese Selbstheilkräfte kann man unterstützen. Bei manchen gesundheitlichen Problemen geht das relativ einfach. Die US-Medizinerin und Wissenschaftlerin Dr. Kyeongra Yang aus Pittsburg hat herausgefunden: Wer regelmäßig Yogaübungen durchführt und meditiert, kann damit sowohl seine Blutdruckwerte als auch die Cholesterinwerte auf natürliche Weise senken. Andere Untersuchungen belegen, dass man mit Yoga tatsächlich auch Schlafstörungen beheben sowie Herz- und Lungenerkrankungen positiv beeinflussen kann. Aber auch Rückenschmerzen und Wechseljahrebeschwerden können sich durch die Übungen bessern. Damit ist erwiesen: Yogaübungen, die aus der indischen Philosophie kommen, sind nicht nur wichtig fürs Gesundbleiben und für das Verhindern von vielen Krankheiten – man kann damit auch die Selbstheilungskräfte aktivieren und so manches körperliche Problem meistern.

Schöne, gesunde Zähne bis ins hohe Alter wünscht sich wohl fast jeder. Nachstehend finden Sie einige Tipps zur Pflege.

Zähne gesund erhalten durch Rohkost und Trinkhalme

Jeder, der gesunde Zähne hat, möchte, dass dieser Zustand möglichst lange anhält. Dafür muss man etwas tun. Konsumieren Sie Orangensaft und Limonaden mit Trinkhalm. So können der Zucker und die Fruchtsäure, die den Zahnschmelz angreifen, die Zähne nicht angreifen. Wer säurehaltige Lebensmittel gegessen hat, sollte 30 Minuten mit dem Zähneputzen warten, damit der von den Säuren angegriffene Zahnschmelz geschont wird. Wer seinen Zähnen durch die Nahrung etwas Gutes tun will, sollte öfter Rohkost genießen: insbesondere Möhren, Kohlrabi und Staudensellerie. Sie liefern viele Vitamine in der kalten Jahreszeit und massieren durch das intensive Kauen das Zahnfleisch. Dabei wird viel Speichel gebildet, der die Säuren im Mund neutralisiert und dem Zahnschmelz verlorene Mineralstoffe zurückgibt. Auch Calcium entschärft Angriffe auf den Zahnschmelz.

Zahnschmelz: alles, was ihm schadet und guttut

Die härteste Substanz in unserem Körper – hart wie Stahl –, ist der nicht von Nerven durchzogene Zahnschmelz, der die Zähne schützt und sie gesund hält. Doch Säuren in Speisen und Getränken greifen ihn an. Die Zähne werden anfällig für Karies und Parodontitis. Jeder von uns sollte daher wissen, was dem Zahnschmelz schadet und was ihm guttut.

Die Säure von Grapefruits, Energydrinks, Kiwis, Rhabarber, Himbeeren, Brombeeren, Rosinen, Zitrone und Spinat entziehen dem Zahnschmelz wichtige Mineralstoffe. Daher: Nach dem Essen den Mund ausspülen oder, wenn möglich, nach 30 Minuten die Zähne putzen. Etwas weniger belastend für die Zähne sind Ananas, Bananen, Erdbeeren, Kirschen, Orangen, Weintrauben und Joghurt. Naturprodukte mit geringem Säuregehalt schonen den Zahnschmelz. Dazu gehören Äpfel, Birnen, Mangos, Brokkoli, Gurken, Kaffee, Möhren, Paprika, Radieschen, Spargel, Tomaten, Zuckermelonen, Zwiebeln, Zucchini und Pflaumen.

Zahnschmerzen können von zwei Eiswürfeln besiegt werden

Viele von uns erleben das hin und wieder und können sicher bestätigen: Wenn man von qualvollen Zahnschmerzen heimgesucht wird, passiert das oft am Wochenende und dann ist weit und breit kein Zahnarzt erreichbar. Also muss man sich selbst helfen. Man braucht möglichst schnell etwas zur Überbrückung und Linderung der quälenden Schmerzen bis ein Zahnarztbesuch möglich ist. So ein Erste-Hilfe-Rezept ist besonders für jene wichtig, die empfindliche Zähne und immer wieder Probleme damit haben. Was also kann man in so einer Situation tun?

Das ist einfach. Nehmen Sie aus dem Tiefkühlfach Ihres Kühlschranks zwei Eiswürfel und in jede Hand einen Eiswürfel zwischen die Kuppen von Daumen und Zeigefinger und reiben Sie ganz sanft. Warten Sie, bis die Eiswürfel zerlaufen sind. Durch die Kälte werden Nervenbahnen blockiert, die unmittelbar zum Zahn führen. Die Schmerzen sollten verschwinden.

Zucker lauert versteckt in vielen Lebensmitteln.

Zucker ist ein Dickmacher. Natürlich nicht, wenn man hin und wieder mit einem Würfelzucker oder mit einem Löffel voll Zucker den Kaffee oder ein anderes Getränk süßt. Gefährlich sind die versteckten Zucker in Produkten, die wir im Supermarkt kaufen und die uns oft gar nicht bewusst sind. Ein Müsli ist der perfekte Start in den Tag. Aber nur, wenn die Getreideflocken zuckerfrei sind. Lesen Sie deshalb nach, welche Zutaten auf der Packung genannt werden. Müsli mit Zucker verursacht oft Magenbeschwerden und ist eine wahre Kalorienbombe.

Kaufen Sie auf keinen Fall fertigen »fettfreien« Kuchen, der immer viel Zucker enthält. Kaufen Sie nur zuckerfreie Obstjoghurts, wonach man allerdings lange suchen muss, und noch besser nur Naturjoghurt, in den Sie selbst frische Früchte rühren. Meiden Sie fertige Salatdressings, bei denen es sich oft um ungeahnte Zuckerbomben handelt. Es lohnt sich, wirklich immer die Zutatenlisten zu studieren und im Notfall auf das Produkt zu verzichten.

Zungenmuskeln stärken durch Zungezeigen

Haben Sie schon einmal darüber nachgedacht, wie wichtig unser Zunge ist? Wir brauchen sie zum Sprechen, zum Essen und Trinken, aber auch zum Säubern der Zähne und der Mundhöhle. Für all diese Aufgaben muss die Zunge stark sein. Eine schwache Zunge erkennt man daran, dass man undeutlich spricht und nach einer Mahlzeit ständig Essensreste in den Wangentaschen festsitzen. Dann ist es höchste Zeit, den Zungenmuskel zu stärken. Machen Sie einen Test: Strecken Sie vor einem Spiegel ganz gerade die Zunge heraus, ohne dass sie die Zähne berührt. Wenn sie dabei zittert, dann ist der Muskel sehr schwach und muss trainiert werden. Das ist ganz einfach. Dafür müssen Sie mehrmals am Tag Zunge zeigen. Weitere Übungen: Machen Sie die Zunge abwechselnd breit und schmal. Oder schlecken Sie Ihre Lippen ab, in Kreisen von links nach rechts und umgekehrt. Das alles macht die Zunge stark. Zungezeigen ist nützlich.

Ein wichtiges Nachwort

Entgiften: ein guter Weg zum Wohlfühlen

Man muss sich das vorstellen: Alle Organe erbringen Tag für Tag Höchstleistungen in unserem Körper im Kampf gegen eine Reihe von Giften und Schadstoffen. Es handelt sich dabei um Gifte aus industriell veränderten Nahrungsmitteln, aus Umweltschadstoffen wie Schwermetallen, Feinstaub, Plastikrückständen, aber auch von körpereigenen Stoffwechselbelastungen. Dazu kommen noch das schädigende aktive und passive Rauchen, ein Zuviel an Alkohol.

Die Folge: Unsere Organe sind überfordert, können die Gifte nicht mehr komplett abbauen und lassen zu, dass sie sich im Körper an unerwünschten Stellen ablagern und im Laufe der Zeit unsere Gesundheit gefährden und unser Wohlfühlgefühl massiv stören. Es kommt zu einer frühzeitigen Arterienverkalkung, zu Zellveränderungen und zu Störungen im Magen- und Darmbereich. Aber auch geistige und seelische Störungen sind möglich. Je älter wir werden, desto mehr Giftstoffe häufen sich im Körper an, und unter den Problemen können bereits Menschen um die 50 leiden.

Aus diesem Grund finden Ärzte, Ernährungsexperten sowie Wissenschaftler es erfreulich, dass es seit einiger Zeit in der Vorsorgemedizin einen deutlichen Trend gibt: nämlich das Entgiften.

Denn wenn der Körper nicht regelmäßig von Giften und Schadstoffen befreit wird, wächst das Risiko für gesundheitliche Störungen. Die Knochen werden spröde, die Haut wird trocken, Zahnprobleme verstärken sich, im Sexualleben treten Störungen auf, das Risiko für eine Krebserkrankung steigt. Es treten Probleme beim Cholesterin, beim Blutdruck und bei den Zuckerwerten auf, Atemwege, Gelenke, Nieren werden schwach. Das Gehirn reduziert seine Aktivität, weil sich Schadstoffe besonders gern in den grauen Zellen ablagern und mitunter wirklich schlimme Folgen verursachen.

Deshalb ist es wichtig, dem Trend zum Entgiften zu folgen; es gibt viele Möglichkeiten, eine regelmäßige Entgiftung durchzuführen. Die internationale Rosenbaum-Forschung hat jedoch ein besonders interessantes Projekt entwickelt. Es ist das Detox-Pflaster, das einfach und bequem nachts im Schlaf den Körper entgiftet, wodurch der gesamte Organismus am nächsten Morgen einige Probleme losgeworden ist. Und zwar mthilfe eines Entgiftungsablaufs mit den Kräften der Natur. Es geht ganz einfach: Man wäscht abends die Füße und klebt das originale Detox-Pflaster auf die Fußsohlen. Das Ergebnis der nächtlichen Entgiftung sieht man am Pflaster, sobald man es abnimmt. Und dies sind die Naturkräfte, die in diesem

Detox-Pflaster für die Entgiftung sorgen: Der Mandarinenbaumessig wirkt wie ein Giftmagnet und zieht durch die Fußsohlen alle Gifte aus dem Körper in das Pflaster; der Bambusessig, das flüssige Gold Japans, gilt seit 4000 Jahren als Giftbinder, die heilige Vulkanerde Israels saugt Schadstoffe an und schafft einen harmonischen Basen-Säuren-Haushalt. Die japanische Wollmispel Loquat entgiftet und stärkt die Atemwege, und der echte Lavendel schenkt nicht nur einen tiefen, gesunden Schlaf, sondern öffnet alle Hautporen zum Abtransport von Giften. Außerdem befindet sich das Entgiftungsduo Chitin und Chitosan im Pflaster und macht gleichzeitig Jagd auf schädliche Bakterien und krankhaft veränderte Zellen. Mit all diesen Naturstoffen bietet das Detox-Plaster ein perfektes Entgiftungsprogramm. Der Rosenbaum-Forschung ist es gelungen, die stärksten Kräfte der Natur zu kombinieren und ohne Nebenwirkungen für die Entgiftung einzusetzen. Das schafft eine gute Basis für Gesundheit und Wohlgefühl.

Vita

Professor Bankhofer ist im deutschsprachigen Raum und in anderen europäischen Ländern einer der führenden Medizinpublizisten für die Themen Prävention, Naturarzneien, Hausmittel und gesunde Ernährung. Millionen kennen ihn durch Fernsehen, Hörfunk, Seminare, Zeitungskolumnen und Ratgeber, die zu Bestsellern wurden. Er folgte vor einigen Jahren den Einladungen an die Harvard- und an die Tufts-Universität in Boston, USA, aber auch an die Universität von North Carolina. Er war acht Jahre lang Lehrbeauftragter an der Universität Leipzig und arbeitet seit über 20 Jahren mit dem Institut für Sozialmedizin an der Universität Wien zusammen. Er war einige Jahre Lehrbeauftragter an der Österreichischen Gesundheitsakademie.

1991 erhielt er aufgrund eines Vorschlags der Universität Wien vom Wissenschaftsministerium für seine populärwissenschaftliche Arbeit den Berufstitel »Professor«.

2008 wurde er in Deutschland zum »Medizinguru des Jahres« gewählt. Kurz darauf wurde ihm der Deutsche Preis für Gesundheitsaufklärung verliehen.

Seit 2009 ist er der Leiter des Bankhofer-Zentrums an der internationalen Akademie für medizinische Kommunikation in Bad Füssing. Seine Bücher werden nicht nur in Deutschland, Österreich und der Schweiz gelesen, sondern auch in Finnland, Frankreich, Russland, Polen, Tschechien, in der Slowakei, in Holland, Ungarn, Litauen und neuerdings auch in China. Bankhofer wird immer wieder vom deutschen Fernsehen zu Talkshows und Diskussionen eingeladen. Für den deutschen Sender Bibel TV produzierte er 26 Folgen der Naturheilserie »Alte Hausmittel

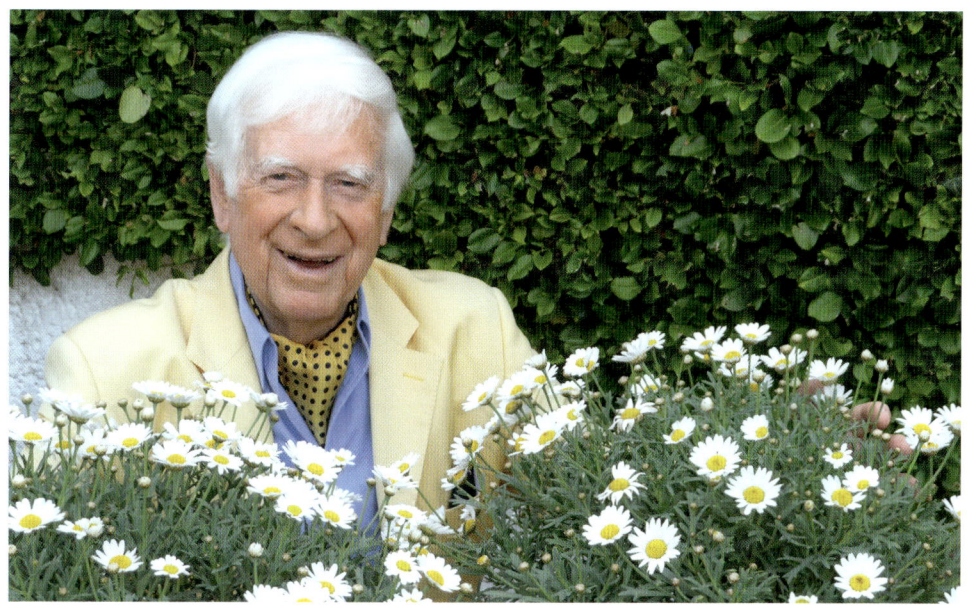

– moderne Naturarzneien« und für den deutschen TV-Sender DAF (Deutsches Anlegerfernsehen) versorgte er in 25 Folgen »Bankhofer: fit & vital« die gestressten Börsenfans und Aktionäre mit Ernährungs- und Bewegungstipps.

In Österreich moderierte er vier Jahre sein Gesundheits- und Wellnessmagazin »Einfach Bankhofer« beim Fernsehsender SCHAU TV. Das Magazin ist nunmehr weltweit als WEB-TV zu sehen, unter www.einfachbankhofer.at.

Regelmäßige Hörfunktipps gibt er in Deutschland bei Radio Seefunk RSF und in Österreich bei den ORF-Sendern Radio Wien, Radio Oberösterreich, Radio Kärnten sowie bei Radio Grün-Weiß.

Seine bekanntesten Bücher: *Meine ganz persönlichen Gesundheitstipps*, *Gesundheit aus der Natur*, *Professor Bankhofers Naturapotheke* sowie *Lecker und Gesund*. Mit diesen Büchern und dem alljährlichen Gesundheitskalender hat der populäre Fernsehprofessor eine Gesamtauflage von über 1,6 Millionen Exemplaren erreicht. In dem vorliegenden Ratgeber verrät Bankhofer, mit welchen Rezepten man das ganze Leben bis ins hohe Alter fit und vital bleiben kann.

Register

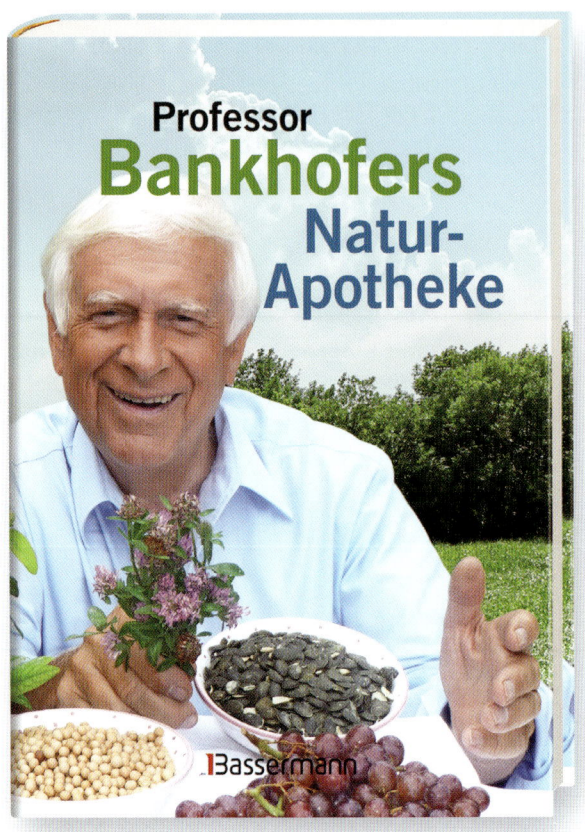
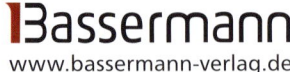